FORMULE

POUR

ADMINISTRER MÉTHODIQUEMENT

L'EAU MINÉRALE

ANTIPUTRIDE

ET ANTI-SCORBUTIQUE

DE BEAUFORT.

Avec un Traité des Maladies relatives à la Marine, où elle est propre;

PAR M. F. D. B. ancien Professeur Royal de Médecine, & Médecin ordinaire du Roi.

Laudatur ab his, culpatur ab illis.

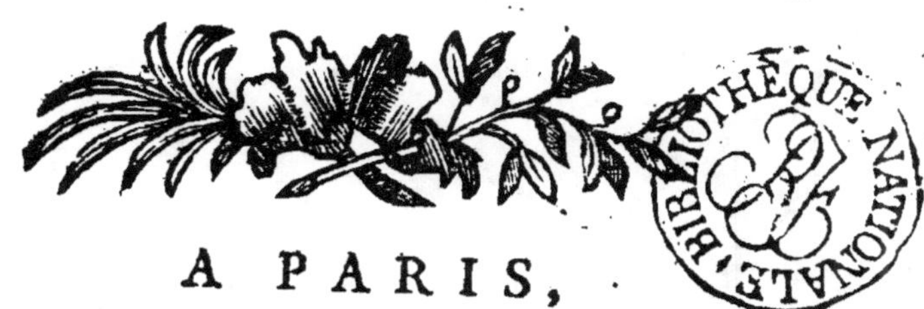

A PARIS,

De l'Imprimerie de CAILLEAU, rue Galande.
On trouve cet Ouvrage chez l'Auteur, rue de la Chaise.

M. DCC. LXXXIII.

Avec Approbation & Privilége du Roi.

AVERTISSEMENT.

QUOIQUE l'Ouvrage que nous donnons au Public, par ordre du Gouvernement, paroiſſe ne regarder que les Marins, les Matelots, les Habitans des Colonies & les Nègres, néanmoins les maladies qui y ſont traitées à la ſuite *de la Formule très-détaillée, pour adminiſtrer avec préciſion & méthode l'Eau Minérale Antiputride dans les maladies relatives à la Marine*, excepté celles qui regardent les Nègres, ſe manifeſtent également dans tous les pays habités de l'univers.

Il manquoit à la pratique de la Médecine une plus grande connoiſſance des acides en général de toute qualité, tant minérale que végétale, pour découvrir d'autres ſecours pour la conſervation des hommes & le rétabliſſement de leur ſanté, que ceux qu'on a découvert par la Chymie juſqu'à préſent. Les remèdes tirés des acides ſont, ſans contredit, les plus vertueux qu'on puiſſe trouver dans nos Pharmacies. Les propriétés des acides ſont ſi étendues, qu'on doit eſpérer, par des longs travaux & de combinaiſons de pluſieurs eſpèces, pouvoir en retirer des plus grands avantages. C'eſt par de pareils ſoins que nous ſommes parvenus à découvrir, depuis plus de trente ans, le ſpécifique dont les plus grands Médecins, & sur-tout *Baglivi* & *Sydenham*, ont recommandé la recherche, afin de mieux réussir qu'on ne l'a fait, à attaquer directement & avec force *la cause primitive* ou *éloignée des maladies*, & dissiper *les causes prochaines & secondaires*, qui en dépendent en partie.

Les expériences les plus authentiques qui ont été faites dans toutes les parties de l'univers, prouvent incontestablement que la découverte que nous avons faite de l'Eau Minérale Antiputride, qui porte le nom *de Beaufort*, est, jusqu'à présent, le meilleur spécifique qu'on ait pu desirer, pour l'utilité de la Marine à tous égards.

En effet, les expériences faites à Saint-Domingue, en 1777, dans les mois de Mai & de Juin, sur trois cént Soldats d'Artillerie, & celle qui fut faite aux environs de Grenoble, sur 60 malades dans la même année & le même mois, prouvent, sans réplique, malgré la distance de deux mille lieux d'un pays à l'autre, & dans des différens climats, que l'Eau Antiputride arrête le cours funeste des fièvres malignes, épidémiques, sans qu'il soit mort un malade, lorsqu'on en a ordonné l'usage avant le troisième jour de la maladie; & il est certain qu'on n'a trouvé jusqu'à présent aucun remède qui réunisse avec sûreté autant de propriétés que cette Eau Antiputride en a; elle agit, par les mêmes principes, dans d'autres circonstances, avec le même succès, dont les preuves sont si évidentes & constantes, qu'elles ont mérité l'attention du Gouvernement, qui a paru desirer de les faire renouveller sur Mer & dans les Colonies.

Ce n'est pas sans peine, sans obstacles & sans des oppositions permanentes, que nous sommes enfin parvenu à vaincre des résistances presque insurmontables, qui n'auroient jamais dû se rencontrer ici, relativement à l'importance d'une découverte nouvelle, expérimentée, qui ne devoit point éprouver de contrariétés, parce que les expériences rigoureuses qui en ont été faites, n'en souffrent aucune.

Il est vrai que le préjugé qu'on a pris soin de suggérer, l'emporte souvent sur les avantages les plus sensibles & les plus grands, & surtout lorsque des personnes de l'art, qui ont quelque consistance dans le Public, y donnent lieu. Mais lorsque, malgré ces résistances, on parvient à les surmonter, on donne un essor si grand dans le Public aux vertus & aux propriétés de la découverte, qu'on ne peut qu'avoir obligation à certaines personnes de les avoir formées & publiées.

Il eſt conſtant que ſi l'on éprouve invariablement dans tous les tems la même uniformité dans
les effets heureux de l'Eau Minérale *de Beaufort*
dans les différens climats de l'univers , on ne
pourra , quand la bonne-foi préſidera ſur l'opinion
qu'on doit en avoir , qu'admirer ſes effets , pour
arrêter les progrès funeſtes des maladies épidémiques , ſans perdre un malade , lorſqu'on leur
preſcrira l'uſage abondant de cette Eau les trois
premiers jours de la maladie , & avant que l'inflammation ne devienne gangreneuſe : ce fait , qui
eſt authentique , a cependant eu une peine in-
concevable à percer juſques dans le ſanctuaire de
la vérité , dont on avoit pris ſoin de fermer
doublement les avenues. Combien de milliers
d'hommes précieux à l'État n'auroient-on pas
ſauvé , ſi l'on avoit , au contraire , fortifié la
confiance du Public & du Gouvernement , au
lieu de la détruire ? Falloit-il révoquer en
doute des effets qu'on pouvoit renouveller à
toute heure , ſi l'on en ſoupçonnoit tant ſoit
peu la réalité ? Ne falloit-il pas, comme on l'a
fait , vérifier les expériences avec diligence ,
pour guérir des malades qu'on ne pouvoit
point ſauver par des remèdes trop impuiſſans
& foibles pour ſurmonter les réſiſtances des mala-

dies *aiguës* ? N'eſt-ce pas le cas où le zèle, l'attachement & le devoir des Médecins, amis de l'humanité, doivent ſe manifeſter, au lieu de mettre des obſtacles à la publicité des effets extraordinaires & précieux d'une pareille découverte ? Il n'y a perſonne qui ne penſe qu'on n'ait dû ſe hâter de renouveller les faits par de nouvelles épreuves & de prendre tous les éclairciſſemens poſſibles dans tous les pays où le ſpécifique a opéré, des effets publics qui l'ont accrédité.

Si l'on conſidère qu'on garantit infailliblement l'eau des équipages de la corruption, & qu'on peut la rétablir ſur le champ dans ſon premier état, en la rendant plus lympide & ſalubre qu'elle ne l'a jamais été, & qu'on eſt aſſuré de préſerver, par ſon uſage habituel ſur mer, les Matelots du ſcorbut & des maladies inflammatoires, dyſſenteriques & putrides, auxquelles les Matelots ſont ſi ſouvent ſujets ; on ne pourra qu'être très-empreſſé d'en conſeiller l'uſage, ou d'en renouveller les expériences dans les voyages de l'Amérique ou de l'Inde, où les occaſions ſont fréquentes. Il n'y a pas de Médecin bienfaiſant qui ne doive être porté avec empreſſement à rendre de pareils ſervices, ſur-tout lorſqu'ils intéreſſent eſſentiellement le Gouvernement & le Public.

Les objets que nous allons rapporter dans ces

avertiffement, font encore au-deffus de ceux dont nous venons de faire le détail des conféquences.

Toutes les perfonnes qui ont connoiffance de la néceffité qu'on a d'avoir des Nègres pour la culture des habitations de l'Amérique & des Indes, ne cefferont de publier qu'on n'en peut acheter qu'à gros prix & rarement ; que les Habitans fe trouvent forcés, par néceffité, d'aller ou d'envoyer à la traite des Nègres fur les côtes d'Afrique, en courant des dangers très-fouvent ruineux par la mortalité des Nègres, lorfque les maladies inflammatoires & la petite vérole fe manifeftent dans les navires, où les Nègres font placés. S'il eft vrai, comme on l'a éprouvé, qu'on fauvera infailliblement les Matelots & les Nègres de la traite jufqu'à leur deftination, n'aura-t-on pas une reffource précieufe dans l'ufage de l'Eau Antiputride, en pareille circonftance, & ne devroit-on pas faire renouveller cette épreuve, pour la conftater pour le bien du Gouvernement & des Habitans des Colonies, plutôt que de déprifer un moyen fi effentiel, comme on l'a voulu faire jufqu'à préfent ? Une pareille conduite ne pourra qu'être blâmée des perfonnes de bien les plus fenfées, & les moins intéreffées à cet objet.

Il me femble qu'il n'y a rien dans le monde de plus cher que la vie des hommes, & que lorſqu'on eſt aſſuré de n'avoir pas de remèdes connus aſſez puiſſans pour ſurmonter la réſiſtance rébelle des maladies dangereuſes & mortelles, on doit vérifier cent fois les faits par des expériences qui ne ſoient point douteuſes, pour s'aſſurer conſtamment & invariablement ſi le ſpécifique, qui a produit des effets viſibles, & qui a par conſéquent mérité de la confiance, eſt auſſi eſſentiellement utile qu'on le dit, & s'il opère en tout tems les mêmes effets dans les cas qu'on l'apublié dans cet Ouvrage, & dans pluſieurs autres circonſtances antérieures à celle-ci.

Si l'on veut pour un inſtant ſe tranſporter en eſprit dans les habitations de l'Amérique, on y verra peut-être 10 à 30 mille Nègrillons attaqués du *tetanos*, ou *mal de mâchoire*, périr dans les neuf premiers jours de leur naiſſance, ſans qu'on ait pu trouver le moyen de les ſauver juſqu'à préſent. On verra que de dix Nègrillons, il en meurt ſouvent huit, même neuf, & que ſi l'on avoit pu trouver le moyen de les ſauver, comme nous l'avons trouvé nous-même, on auroit enrichi les Habitans des Colonies & procuré de plus grands avantages à l'État ; on auroit apperçu ſans peine que l'on auroit conſervé plus de Nègres tous les ans dans les Colonies qu'il n'y en faut, ſans aller à la traite , à gros frais , chercher en Afrique les Nègres qui ſont néceſſaires à la culture des terres : un bien de cette conſéquence qui intéreſſe en mème tems l'humanité , peut-il être apprécié ? Et les Médecins des Colonies qui ont le pouvoir de faire vérifier des faits de cette conſéquence, n'ont-ils pas dû s'aſſurer de la poſſibilité de ſauver les Nègrillons nouveaux nés , par le moyen que nous avons indiqué , d'après les principes les plus ſains de la Médecine, plutôt que de les négliger , tandis qu'on pouvoit en vérifier les expériences à toute heure par d'autres ſemblables ?

Les connoiſſances que nous avons acquiſes en exerçant les fonctions de notre *Chaire Royale de Médecine, en l'Univerſité d'Aix, en Provence,* celles que nous avons puiſées conſtamment dans nos Hôpitaux & dans notre pratique pendant quarante ans, nous ont appris, ſans aucun doute , que l'on peut guérir les Nègres de la petite vérole ſans dangers à tous égards, par le moyen de l'Eau Antiputride, & qu'une pareille découverte ne ſauroit être plus précieuſe aux Habitans des Colonies où cette maladie eſt plus funeſte qu'ailleurs, par rapport aux grandes chaleurs qui augmentent la vélocité du ſang, plus qu'elle ne l'eſt dans des climats tempérés.

Si les propriétés de notre fpécifique pouvoient être fuppléées par tout autre moyen, fi les effets ne portoient que fur des maladies peu effentielles , il feroit indifférent que nous euffions fait la découverte de notre Eau Antiputride ; elle n'auroit jamais pu mériter l'attention du Gouvernement ; mais lorfqu'on n'a point trouvé jufqu'ici de remède qui puiffe arrêter conftamment les effets funeftes de fièvres malignes, épidémiques & peftilentielles, ceux de la petite vérole, ceux de la maladie périodique du port de Rochefort, ceux du *titanos*, ou *mal de mâchoire* ; ceux du *chic*, maladie ordinaire aux Nègres, & le *piam*, on ne pourra pas dire que cete découverte foit de peu de conféquence , puifqu'en conftatant fes effets invariables par des expériences faciles à être renouvellées, démontreront qu'il n'y a jamais eu de Médecin, depuis Hyppocrate, (nous ofons le dire,) qui ait rendu autant que nous, d'auffi grands fervices au Public, puifque nous aurons fauvé tous les ans dans les Colonies 25 à 30 mille perfonnes de plus qu'on n'en a fauvé jufqu'à préfent, attendu que les remèdes qu'on a employé, étoient au-deffous de la réfiftance du mal ; au lieu que par l'ufage de notre découverte, on eft affuré d'être graduellement au-deffus de celle des caufes des maladies, où l'Eau Antiputride peut être employée ; ce qui nous a obligé de conftater les maladies, relatives à la Marine, où elle eft propre.

Nous n'aurions pas rempli parfaitement les vues du Miniftre de la Marine, qui *nous a ordonné de compofer la Formule très-détaillée, pour adminiftrer l'Eau Minérale Antiputride à l'ufage de la Marine,* fi nous ne les avions traitées dans cet Ouvrage ; les ulcères & les playes font du nombre, mais les maladies *épizootiques* le font bien davantage, puifqu'elles font périodiques en Amérique, & que la mortalité du bétail y caufe des pertes & du dérangement dans la culture & dans les fabrications des objets qu'on en retire, qui font d'autant plus ruineufes, qu'il eft très-difficile de les réparer. Nous n'avons pu donner dans cet Ouvrage qu'une idée fuccinte du moyen de garantir le bétail de cette maladie, mais nous nous réfervons de faire inceffamment un Traité complet fur l'*épizootie*, à l'ufage principalement de la Marine, où cette maladie eft fi dangereufe, funefte & ruineufe pour les Habitans des Colonies.

Ce fera dans cet Ouvrage, utile à l'humanité, à l'agriculture & au commerce des Colonies & par conféquent à l'État, que nous donnerons une idée générale des maladies & des connoiffances qu'un Médecin doit avoir, avant de les traiter ; nous ferons remarquer auffi la différence qui exifte

entre elles, quoiqu'elles foient prefque toutes af-
fervies aux mêmes caufes & aux mêmes principes.

On ne fera, fans doute, point étonné qu'un
Ouvrage de cette importance nous ait conduit à
nous élever contre le ridicule impardonnable
que l'on prête à la fcience de la faine Médecine,
fi fage, fi profonde & fi admirable par elle-même,
tandis qu'il ne devroit en fubfifter que contre l'individu perfonnel qui en fait un mauvais ufage,
qui n'agit que par routine & à l'aveugle, qui ne
connoît d'ailleurs ni fes principes, ni fes reffources,
ni les moyens qu'elle offre pour entretenir la fanté,
& la rétablir quand elle eft dérangée.

Au refte, nous nous croirons complettement in-
demnifé de toutes nos veilles, fi, après les avoir
employées utilement à la recherche de la vérité
que nous avons découverte, en furprenant la
nature dans fes admirables opérations, nous pouvons réuffir & démontrer invariablement que
le principe primitif d'une multitude de maladies, dérive & dépend uniquement *de l'altération, du feu & de l'alkali*, qui ne peuvent être
détruits radicalement que par l'ufage des acides
combinés, adoucis, chargés de fels neutres &
fondans : nous pouvons parvenir à rendre cette
importante & précieufe vérité affez fenfible, pour

que l'humanité en général puiſſe la mettre à profit,
& que notre Patrie & tous les Citoyens qui la
compoſent, puiſſent en retirer les avantages qu'ils
doivent néceſſairement en attendre, d'après nos
découvertes & nos expériences, dont la plûpart
ſont conſtantes & vérifiées.

TABLE

DES MATIÈRES.

Fin de la Table des Matières.

FORMULE

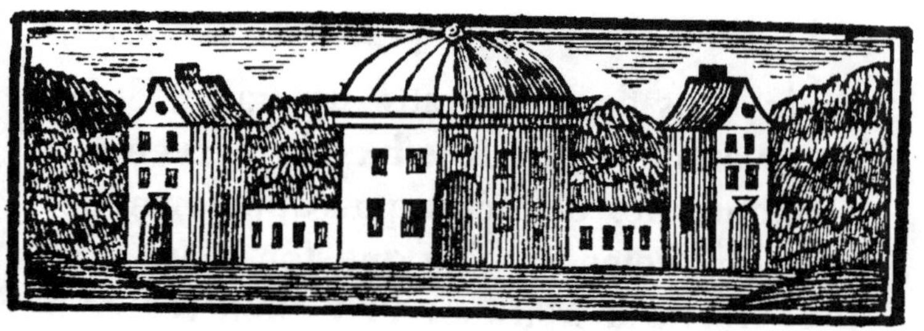

FORMULE
DÉTAILLÉE,

Sur la manière d'adminiſtrer, avec ſuccès, l'Eau Antiputride DE BEAUFORT, à l'uſage de la Marine, &c.

L'Eau Antiputride, inventée par le Sieur Faure de Beaufort, ancien Profeſſeur Royal de Médecine en l'Univerſité d'Aix, en Provence, & Médecin ordinaire du Roi, eſt preſque généralement connue dans toutes les parties de l'univers.

L'invention de cette Eau a eu ſes épines & ſes difficultés, comme toutes les Sciences & les nouvelles Découvertes ont éprouvé les leurs ; ce n'eſt que par une longue ſuite d'expériences frappantes & multipliées, &

A

après plus de trente ans de travail & de perſévérance, qu'elle eſt enfin parvenue à ſurmonter les obſtacles qui s'oppoſoient depuis long-tems au bien que ſon uſage doit procurer à la Marine, au Commerce & à l'Humanité en général.

Les différentes propriétés de cette Eau, conſtatées par une foule d'expériences ſur mer, dans les Colonies, &c. ſemblent n'avoir été principalement inventées que pour la conſervation des Matelots & la ſûreté de la navigation, en garantiſſant l'Eau des barriques des équipages, de la putréfaction, ſi nuiſible à la ſanté des Marins.

C'eſt à la vue de la ſolidité des preuves qui conſtatent que l'Eau Antiputride de Beaufort, préſerve & guérit les maladies ſcorbutiques, putrides, inflammatoires & malignes ; qu'elle empêche l'eau commune qu'on embarque de ſe corrompre en mer ; qu'elle s'oppoſe à la génération des vers, & qu'elle rétablit même l'eau corrompue dans ſon état naturel ; & c'eſt à l'aſpect de cespreuves, que M. le Marquis de Caſtries(*), voulant s'aſſurer par lui-même de toutes ces

______

(*) Miniſtre de la Marine.

vérités , pour qu'elles ne foyent jamais fufceptibles de contradiction, vient d'autorifer
le fieur Faure de Beaufort , par fa lettre
du deux de Février dernier, à envoyer à
M. l'Intendant de la Marine au port de
Breft , une certaine quantité de bouteilles de
fon Eau Antiputride , *avec une Formule
très-détaillée fur la manière dont elle doit être
adminiftrée.*

Pour nous conformer ponctuellement à
cet ordre , & pour remplir de notre mieux
les vues éclairées du Miniftre , nous dé-
montrerons ici les principes qui font agir
directement ce nouveau fecours de la Médecine fur la caufe primitive des maladies
auxquelles il eft propre , & nous donnerons
enfuite la manière de compofer avec cette
Eau , la boiffon des malades & celle des
perfonnes qui fe portent bien , afin de les
préferver & de les guérir fur mer &c. des maladies dont elles font fi fouvent attaquées.

Nous n'oublierons pas non plus la préparation de cette Eau dans les différentes grada-
tions des playes récentes , ainfi que des vieux
ulcères qui ne font que trop fréquens dans la
Marine , qu'on guérit promptement avec

cette Eau employée extérieurement & intérieurement.

Nous obferverons en même tems que
Baglivi & *Sydenham*, (Médecins, dont le
nom feul fait l'éloge,) avoient preffenti
l'un & l'autre la néceffité de la recherche
& de la découverte d'un pareil fpécifique,
lorfqu'ils travailloient tous les deux à l'Hif-
toire des Maladies humaines, pour en faire
parfaitement connoître toutes les efpèces
& les genres.

Cette entreprife, fi difficile à remplir,
leur fit imaginer qu'un remède fpécifique à
tous égards, qui porteroit directement fes
propriétés fur la caufe primitive & conftante
des maladies, en abrégeroit infiniment le
traitement & la guérifon ; ce qui les obligea
d'inviter, par leurs fçavans Ouvrages, ceux
qui fe livrent à l'étude de la Médecine, à
tâcher de découvrir d'une manière *dogma-*
tique ou *empyrique*, un fpécifique auffi effentiel à la pratique de la Médecine, que
précieux au bonheur de l'humanité.

Plufieurs Sçavans, comme *Belligny, Keill,*
Nenter, Michelotty, Boërhaave & Pitcarn,
ont fuivi les mêmes principes & les mêmes

vues ; ils ont même réuffi, par l'Anatomie & les Mathématiques, à développer bien des fecrets de la nature ; mais ils n'ont fait qu'embellir la théorie de la Médecine, & à quelques Théorèmes près qu'ils ont donné fur la circulation du fang & fur la faignée, on peut dire, avec vérité, que la pratique ne s'eft pas encore apperçue de l'utilité de leur travail, pour découvrir le fpécifique, dont *Sydenham* avoit conçu la néceffité abfolue de la recherche.

Le Sieur *de Beaufort*, qui rempliffoit à la fleur de fon âge les fonctions pénibles de Profeffeur Royal de Médecine, en l'Univerfité d'Aix, étoit chargé également du foin de plufieurs Hôpitaux. Il voyoit chaque jour fous fes yeux, qu'en fuivant avec trop de docilité la marche & la méthode habituelle de fes Prédéceffeurs, il n'en réfultoit malheureufement que des guérifons précaires & accidentelles, & jamais de générales & d'uniformes ; il réfolut d'abandonner dans fa Pratique tous les fyftêmes, les hypothèfes, les conjectures groffières, les routines & les préjugés dont les jeunes Médecins font fi mal à propos antichés, pendant les premières études de leur Pratique ; il prit la résolution de n'étudier la nature que dans les maladies, plutôt que dans les Livres, pour en connoître plus particulièrement les causes, le cours, les penchans, les accroissemens & les déclins, afin de trouver d'une manière dogmatique ou empirique, (comme nous l'avons dit ci-dessus), un spécifique assez puissant, pour servir, à tous égards, à leur traitement principal, en attaquant directement & détruisant la cause primitive des maladies.

Pour effectuer ce projet, il présida à l'ouverture de plus de huit cent cadavres ; il fit sur eux mille & mille expériences, & après s'être invinciblement assuré de la structure des parties solides qui composent notre individu, il tira les plus grandes conséquences de leur action, relativement à la circulation, aux sécrétions de toute espèce, &c., dont il considéroit tous les jours l'admirable contexture des vaisseaux capilaires, leur mécanique, leurs effets, dont le plus petit désordre peut occasionner les maladies les plus dangereuses & les plus graves.

Il jugea dès-lors du dérangement de leurs

fonctions & des fuites ; il favoit déja par expériences que la caufe première de toutes les maladies dépendoit du feu & de l'alkali, & que le fpécifique, dont la découverte a été recommandée par *Sydenham*, ne pouvoit exifter que dans les acides, qui font les ennemis & les contraires du feu & de l'alkali.

Mais comme les acides minéraux font fujets à quelques inconvéniens, ils s'eft long-tems occupé du foin de les rendre doux, agréables & fans danger, afin de les mettre à même d'être pris en grande quantité dans les circonftances qui l'exigent ; ce travail important, qu'il a effectué par l'addition de différens fels, qui donnent plus d'étendue aux effets des acides minéraux & végétaux unis enfemble, lui a appris, après une infinité d'expériences réitérées, que l'Eau Antiputride eft le véritable fpécifique, à tous égards, dont on a expreffément defiré la recherche.

OBSERVATIONS

Sur le moyen d'employer, avec fruit, en Médecine, l'Eau Antiputride DE BEAUFORT.

Pour employer avec diſcernement l'Eau Antiputride, il faut s'attacher non-ſeulement à connoître les cauſes prochaines des maladies humaines, mais encore celles qu'on appelle *éloignées,* que de célèbres. Auteurs appellent, les Principes *primitifs des maladies,* ou *les ſemences morbifiques ;* ces dernières ſont ſouvent aſſez difficiles à connoître, mais on y parvient beaucoup plus aiſément, lorſqu'on étudie parfaitement les cauſes prochaines.

C'eſt ce qui a fait dire à *Wansviétin,* Contemporain de *Boërhaave, que la connoiſſance des cauſes primitives & éloignées,* ou *procatarctiques,* eſt infiniment utile & néceſſaire à la pratique de la Médecine, & qu'on ne ſauroit trop chercher à les connoître: ce même Auteur ajoute que ſi l'ancienne École des Empiriques dans la Grèce, en

Egypte, (alors fi révérée) a eu tort de s'en tenir aux feules connoiffances de caufes éloignées, ou *prédifpofantes* , les Médecins dogmatiques & modernes ont eu encore plus de tort de ne s'attacher qu'à l'examen de la caufe prochaine , tandis qu'en conciliant l'étude des unes & des autres , elle les auroit mutuellement éclairés , & leur auroit appris à diftinguer les principes & les femences morbifiques des maladies , à les attaquer directement , de manière à rendre les caufes prochaines , ou fecondaires impuiffantes , par un fpécifique capable d'agir immédiatement fur le premier principe , ou la caufe des maladies.

Or , comme c'eft précifément à cette étude combinée des caufes primitives & des caufes prochaines des maladies, que le Sieur *de* Beaufort s'eft totalement livré depuis qu'il eft Médecin, il n'eft pas étonnant qu'il foit parvenu à découvrir, à tous égards, le feul fpécifique que le célèbre *Sydenham* defiroit depuis fi long-tems pour détruire les maladies, en attaquant leur principe primitif, (ou la racine des maladies.)

C'eft par un travail conftant & habituel,

uni à une pratique de plus de quarante ans, foit dans les Hôpitaux des armées confiés à fes foins, foit dans ceux de plufieurs Provinces & Capitales du Royaume, que le Sieur *de Beaufort* s'eft mis à même de vérifier, une infinité de fois, la juftefle des idées du Docteur *Sydenham*, qui penfoit, « que la plûpart des » caufes primitives des maladies dépendoit » immédiatement du feu & de l'alkali ».

En effet, comme il n'eft pas poffible de fuppofer une léfion dans l'exercice des fonctions de notre corps, fans fuppofer en même tems quelqu'altération plus ou moins grande dans le dérangement qui peut arriver aux folides & aux fluides qui le conftituent, (quoique cette altération puiffe être de plufieurs efpèces & de plufieurs fortes ,) néanmoins les unes & les autres dérivent toujours du mouvement qui entraîne néceffairement le feu, & l'alkali qui produit par-tout les mêmes effets.

Or, pour détruire l'altération, le feu & l'alkali, on ne fauroit trouver un moyen plus fpécifique que l'acide, qui en eft l'ennemi & le contraire. Des expériences mille fois répétées avec fuccès, n'ont ceffé de confirmer le Sieur *de Beaufort* dans la folidité de cette opinion ; c'eſt ce qui l'a déterminé à affirmer, ſans craindre de ſe tromper, que le principe primitif de toutes les maladies réſide dans l'altération, le feu & l'alkali ; & qu'en conſéquence, il n'y a que l'acide combiné, adouci & chargé de ſels neutres qui puiſſe parfaitement détruire tous les maux qu'ils produiſent.

Vainement s'empreſſeroit - on de lancer des traits venimeux contre l'Auteur de cette découverte, pour combattre, ou déprimer aux yeux du Public, une vérité qu'ils connoiſſent, &. dont ils ſont intérieurement convaincus ; tout ce qu'ils pourront imaginer & dire, ne détruira jamais le moindre fait conſtaté par l'expérience ; c'eſt à elle ſeule que le Sieur *de Beaufort* s'en rapporte pour ſa juſtification préſente & future.

Le ſeul conſeil qu'il ſe permettra de donner à ceux qui auroient des idées auſſi injuſtes & auſſi éloignées des vraies lumières de la raiſon, c'eſt de les inviter à conſulter la nature, & à voir qu'il n'y a point de tems, point de ſaiſon, point de climat, où les raffraîchiſſans acidules ne ſoyent avantageux & utiles, parce qu'il exiſte toujours en nous un principe de chaleur, de mouvement & de feu plus ou moins grands, qui nous fait involontairement defirer les raffraîchiffans & les acides, attendu qu'ils en font les tempérans & les calmans.

Si cette première réflexion peut être caufe qu'ils veuillent pour un inftant fe tranfporter en efprit en Amérique, ou dans quelqu'autre climat brûlant , ils y verront que la nature, (admirable dans fes œuvres) y a prodigué par-tout une infinité d'acides de différentes efpèces , pour préferver les habitans de ces contrées des maladies fcorbutiques, putrides, inflammatoires, malignes & diffenteriques, auxquelles ils font fi fréquemment fujets , & dont il y en a tant qui périffent, faute d'en connoître les vertus & les effets.

L'univerfalité des expériences réitérées qui ont été faites pendant plus de vingt ans confécutifs , prouvent démonftrativement que la nature de la caufe primitive des maladies aiguës eft toute de feu & d'alkali, & que les effets en font toujours dangereux, fi l'on néglige de l'éteindre, & de rétablir l'équilibre de la fanté par des acides raffraîchiffans & diurétiques.

Deux exemples publics & frappans, at-

[13]

teſtés par les procès-verbaux les plus authentiques, acheveront de donner à cette
vérité le degré d'évidence & de certitude
qu'elle doit avoir, & ſuffiront pour l'établir,
de manière que qui que ce ſoit à l'avenir
ne puiſſe la révoquer en doute; il s'agit de
l'épidémie nerveuſe, putride & maligne du
Bourg de la Mothe, en Dauphiné, & de
celle du Cap-François, à Saint-Domingue,
à-peu-près de même nature, dans la même
année & le même mois.

Au mois de Mai 1777, ces deux Contrées, diſtantes de deux mille lieues l'une
de l'autre, furent frappées toutes deux en
même tems d'une épidémie à-peu-près ſem-
blable; toutes deux reçurent, dès le principe, les ſecours routinés de la Médecine
ordinaire, qui, n'étant pas aſſez puiſſans
pour attaquer directement les principes primitifs du mal & les vaincre, furent cauſe que
de part & d'autre il périt un très-grand
nombre de malades; la garniſon du Cap fut
diminué tout-à-coup d'un tiers, & le Bourg
de la Mothe ſe trouva, en auſſi peu de tems,
dépeuplé dans la même proportion. A la vue
de tant de ravages auſſi triſtes qu'effrayans,
deux Médecins, renommés par leur ſcience

& leurs talens , qui connoiſſoient depuis long-tems l'un & l'autre le Spécifique anti-putride *de Beaufort* & ſes vertus, ſe propoſèrent mutuellement à leurs Supérieurs pour arrêter le cours de la contagion dont ils étoient ſpectateurs & témoins ; cette propoſition fut accueillie comme elle méritoit de l'être. Le Sieur *le Brun*, Chirurgien-Major de l'Artillerie du Cap, n'adminiſtra pour tout remède aux trois cent hommes qui lui furent confiés, que l'Eau Antiputride *de Beaufort*, & les guérit tous, ſans en excepter un ſeul ; le Sieur *Nicolas* ſe conduit de même pour le traitement des ſoixante malades agoniſans qu'il fut ſoigner dans le Bourg de la Mothe, par ordre de M. l'Intendant de Dauphiné ; & en huit jours de tems, il les rétablit également tous, en pleine & parfaite ſanté.

A-t-on beſoin d'autres preuves & d'autres expériences pour tirer de ces faits principaux les juſtes conſéquences que tout être ſenſé doit naturellement en tirer ? N'eſt-il pas évident, que ſi la cauſe primitive de la maladie de tant d'invidus, ſéparés par de ſi grandes diſtances, & placés ſous des climats ſi différens, n'avoit pas été de même qualité

& de même nature , c'eſt-à-dire, de feu ,
de putridité, de malignité & d'alkali, l'Eau
Antiputride *de Beaufort* ne les auroit jamais uniformément guéris? Il faudroit, pour
ſe permettre d'en douter, ſuppoſer que les
mêmes principes ne produiſent pas les
mêmes conſéquences, & que les effets des
mêmes cauſes ſont aſſervis à pareille biſar-
rerie.

Cette ſeule & unique démonſtration ſuffit
pour faire voir que la découverte dont il
s'agit, eſt un des ſecrets les plus vrais de
la nature, puiſqu'en détruiſant le principe
primitif, ou la ſemence morbifique d'une infinité de maladies où elle eſt propre, elle doit
néceſſairement ſauver la vie à une infinité de
malades, qui ne périſſent malheureuſement ſur
mer dans les Colonies &c., que pour n'avoir
pas ſçu oppoſer à l'altération & à l'alkali intérieur qui les détruit, une réſiſtance aſſez
forte & aſſez puiſſante pour les vaincre.

Quand on connoît l'affinité ſurprenante
qu'il y a entre l'acide & l'alkali pour s'unir,
s'embraſſer, ſe neutraliſer & ſe détruire l'un
par l'autre, on n'a pas beſoin de chercher
l'explication des effets de l'acide ſur l'alkali;

ils font par - tout les mêmes, & lorfqu'on faura les employer à propos, ils produiront toujours les mêmes effets.

Il eft vrai que, pour que l'acide détruife & neutralife l'alkali, il faut qu'il ait une puif-fance fuffifante pour opérer cette deftruc-tion; l'Eau Antiputride a, par fa nature & fa qualité, affez de force pour y réuffir; mais comme dans les maladies putrides, inflammatoires, malignes & peftilencielles l'alkali eft très-abondant, il faut que dans ces circonftances on ait foin de lui oppofer une fuffifante abondance de boiffon aci-dule, pour furmonter & pour vaincre la réfiftance que cet alkali lui préfente.

Ce feroit nous livrer à un travail im-menfe, que les limites de ce petit Ouvrage ne nous permettent pas d'entreprendre, que de vouloir traiter ici toutes les différentes efpèces de maladies qui font du reffort de nos Eaux, parce qu'elles font occafionnées par les effets de l'alkali & de l'action du feu; nous nous bornerons fimplement à faire obferver, en paffant, que toutes celles qui naiffent des paffions de l'âme, de l'exercice immodéré de l'efprit, de l'abus des chofes

non

non naturelles, des excrétions & rétenfions irrégulières, des puiffances nuifibles de l'at-mofphère, &c., ont, pour caufes primitives, l'altération, le feu & l'alkali, & doivent fe traiter avec les acides ; mais ce détail nous éloigneroit beaucoup trop de notre objet principal, qui ne confifte qu'à donner la manière de préparer & d'adminifter l'Eau Antiputride dans les différentes circonftances où elle eft propre au fervice de la Marine, des Colonies, &c.

MANIERE de faire ufage de l'Eau Antiputride DE BEAUFORT.

L'ufage de cette Eau ne gêne, ni n'em-pêche nullement le traitement que les Mé-decins & les Chirurgiens font accoutumés de faire dans les Hôpitaux & fur mer ; elle n'eft faite que pour être fubftituée à la na-ture & à la qualité des boiffons & des ti-fannes que l'on donne communément aux malades ; elle n'a d'autre objet que de faire acquérir aux autres remèdes une nouvelle puiffance & de nouveaux fecours.

Il ne faut point de tems marqué pour

l'ufage de cette boiffon, puifque cette Eau doit être employée dans toutes les circonf-tances où il s'agit de calmer, de raffraîchir & de neutralifer l'alkali.

L'ufage de cette Eau diminuera le nom-bre de faignées qu'on a coutume de faire dans le traitement des maladies inflamma-toires ; parce qu'en neutralifant la caufe inflammable , la raréfaction dn fang .& la fièvre doivent néceffairement diminuer & faire ceffer les indications ordinaires de la faignée.

Tous les autres remèdes , foit lavemens , remèdes laxatifs & purgatifs , doivent être employés de la même manière qu'ils l'étoient avant l'ufage de cette Eau ; il en eft de même dans le traitement des autres ma-ladies.

Cette feule obfervation nous paroît fuf-fifante pour mettre fur la voie tous les Mé-decins & les Chirurgiens qui font dans le cas d'employer le fecours de ces Eaux, pour arrêter, dans le principe, le cours funefte des maladies, de la manière la plus évidente & la plus fûre ; ce qui eft, en Médecine, l'objet le plus important qu'on puiffe defirer pour le bien de l'humanité.

« Voilà un grand travail, (s'écrie *Sy-*
" denham) & c'eſt cependant, *au rapport*
" de ce Docteur, ce qu'il falloit faire, avant
" de pouvoir dire qu'on a fait *quelque choſe*
" d'utile en Médecine ».

Tout ce que nous venons d'avancer, doit
être conſidéré comme certain, conſtant &
invariable, parce qu'il eſt fondé ſur une
multitude infinie d'expériences, dont les
preuves ne ſçauroient être révoquées en
doute ; d'ailleurs les propriétés de ce ſpécifique devant être par-tout les mêmes, il
n'y a pas de Médecin qui ne puiſſe vérifier
ces faits dans ſa pratique.

Pour qu'on ne ſoit jamais, en aucun cas
quelconque, arrêté dans l'adminiſtration de
l'Eau Antiputride, dont nous avons depuis
ſi long-tems reconnu les ſalutaires effets,
nous nous propoſons ici de donner la manière ſimple de traiter, avec ce nouveau
ſecours, les maladies ordinaires auxquelles
on eſt ſujet dans les vaiſſeaux, telles que
ſont le ſcorbut, la dyſſenterie, l'inflammation, la fièvre putride, maligne, la petite
vérole, les vieux ulcères & les plaies récentes ſeulement, après néanmoins avoir

donné d'abord la préparation en général de la boiſſon de cette Eau, & la manière de garantir de toute corruption & génération de vers, l'eau commune que l'on embarque ſur mer dans des barriques, à l'uſage des matelots & des paſſagers.

MANIERE de préparer l'Eau Antiputride pour la boiſſon des Malades.

Prenez cent vingt pintes d'eau commune, dans laquelle vous mêlerez une pinte d'Eau Antiputride, meſure de Paris; ce qui équivaut à une demi-cuillerée à bouche d'Eau Antiputride, par pinte d'eau ordinaire. Cette doſe ſuffit pour tenir lieu de tiſanne aux malades.

MANIERE d'empêcher l'eau des barriques de ſe corrompre en mer, de préſerver & de garantir les Marins & les Matelots des maladies inflammatoires, putrides, malignes & ſcorbutiques, dans les voyages d'Amérique & d'Afrique.

Prenez cent cinquante pintes d'eau commune, mettez-y une pinte d'Eau Antiputride pure; ayez foin que tous ceux qui fe trouvent fur le même navire ne s'abreuvent pas différemment, & que l'eau commune, deftinée pour le voyage, foit toujours préparée fur ce tarif.

MANIERE d'empêcher l'eau des barriques de fe corrompre en mer, de préferver & de garantir les Marins & les Matelots des maladies inflammatoires, putrides, malignes & fcorbutiques, dans les voyages des Indes.

Attendu la longueur du trajet & la chaleur exceffive que l'on éprouve fous la ligne par les grands calmes qui y règnent, mettez une pinte d'Eau Antiputride pure, fur cent vingt pintes d'eau commune, & que la boiffon de tous les voyageurs foit la même.

MANIERE de rétablir l'eau commune qui fe feroit corrompue dans les bariques, faute d'avoir été préparée, avant le départ, avec de l'Eau Antiputride.

Mettez une pinte d'Eau Antiputride pure fur la quantité de cent vingt pintes d'eau

commune, roulez enſuite la barique pendant quelques minutes, afin que l'Eau Antiputride ſe mêle parfaitement avec l'autre;
laiſſez enſuite repoſer cette barique pendant
trois heures; après cet intervalle de tems,
on ſera ſûr que l'eau ſera devenue lympide,
claire, ſans odeur & ſalubre, comme ſi elle
n'avoit jamais été corrompue, & que ſa
qualité ſera meilleure qu'elle n'étoit ſortant
de ſa ſource, avant ſa préparation avec
l'Eau *de Beaufort*.

*MANIERE de préparer l'Eau Antiputride
pour le panſement des vieux ulcères & des
plaies récentes.*

Cette préparation doit ſe faire par gra-
dation; c'eſt-à-dire, qu'on doit mettre d'a-
bord une cuillerée à bouche de cette Eau
Antiputride pure dans une pinte d'eau commune; on aura ſoin de tremper des linges
dans cette eau, ſoir & matin, & de les appliquer ſur l'ulcère pendant ſix jours de
ſuite; au bout de ce tems, on rendra l'eau
de cette préparation plus forte du double.
On continuera pendant quinze jours de

fuite ; après lequel tems , on se servira de l'eau dans laquelle on aura mis une cuillerée à bouche d'Eau Antiputride , par pinte , comme pour le premier pansement.

Lorsque les chairs seront à niveau de la peau , on ne mettra sur la plaie que du linge blanc & sec ; cette seule méthode suffira pour guérir les vieux ulcères , qui auroient peut-être résisté dix ans aux meilleurs traitemens.

Il faut aussi que le malade boive exactement tous les jours une pinte d'Eau Antiputride , préparée pour la boisson des malades ; & cela, pendant tout le tems du traitement au moins, attendu que le repompement du pus , qui a pu se faire dans le sang , pendant la durée de l'ulcère , est capable de l'avoir altéré , infecté & appauvri.

A l'égard des plaies simples , il suffit de mettre une cuillerée à bouche d'Eau Antiputride pure dans une pinte d'eau commune , & d'y tremper de fortes compresses , qu'on appliquera sur le mal , en serrant un peu la bande ; on ne les renouvellera qu'après vingt-quatre heures révolues ; & jusqu'à ce que la plaie soit fermée , on se conduira de même: par ce moyen, on préviendra la suppuration, & la plaie se cicatrisera très-promptement.

MANIERE *de guérir le Scorbut.*

Cette maladie *cachétique* se connoît très-facilement par les symptômes qui lui sont propres; il y en a de plusieurs espèces. Le scorbut qu'on prend en mer & qui est le plus commun, n'est pas moins dangereux que celui qu'on prend hors de la mer; on le traite ordinairement en Médecine avec le jus de cerfeuil, de coclaria, de cresson, de bécabonga, &c., quoique ce soit des plantes incendiaires, ainsi que le réfort sauvage.

On se dispensera de ces remèdes infructueux, en usant de l'Eau Antiputride préparée pour la boisson des malades, à la quantité de dix à douze verres par jour, dont deux verres à jeun, à une heure, ou demi-heure de distance l'un de l'autre, froide ou chaude, à la volonté du malade, quoique la dernière soit plus active & meilleure dans le principe.

Si le malade ne peut pas supporter dix à douze verres de cette boisson par jour, il faut y fuppléer , en lui donnant feulement cinq ou fix gobelets d'Eau Antiputride pré- parées comme ci - deffus , & remplacer le deficit de cette boiffon , par quinze gouttes d'Eau Antiputride pure , qu'on lui donnera deux fois par jour , mêlées dans trois cuil- lerées d'eau commune , ou trois cuillerées de vin rouge ou blanc , à fon choix.

On aura foin de donner des lavemens au malade , de deux jours l'un , avec un tiers d'Eau Antiputride préparée pour fa boiffon , dans deux tiers d'une infufion de graine de lin , ou de racine de guimauve.

On faignera rarement le malade , à caufe de l'appauvriffement général de fon fang ; on doit le purger avec précaution , & rarement.

Si le malade fe dégoûte de fa boiffon , on pourra la lui rendre plus agéable , en mettant une demi-cuillerée à bouche d'Eau Antiputride pure , dans une pinte de limo- nade ordinaire ; on pourra auffi lui varier fa boiffon , en lui donnant alternativement de fon eau préparée & de fa limonade , ou en y ajoutaut du fucre ou du fyrop.

Quand les fymptômes du fcorbut feront totalement diffipés , on purgera le malade

deux fois en quatre jours, avec des méde-
cines ordinaires & liquides, dans lesquelles
on mettra six gros de syrop de noirprun.

On ne donnera à ces sortes de malades
que des potages maigres, à l'oseille sur-tout,
quand on le peut ; les autres alimens seront
légers & raffraîchissans ; les alimens salés
sont très-contraires à cette maladie : il vaut
mieux s'en tenir aux légumes secs , & mettre
par-tout du vinaigre ou du citron.

Quand les malades scorbutiques seront
en état de manger de la viande fraîche , il
faut la leur donner froide, plutôt que chaude,
& la leur faire manger avec du vinaigre &
un peu d'huile.

A la fin du traitement, on donnera des alimens farineux accommodés au gras , en
observant de mettre un pied de veau dans
le bouillon, afin d'engluer le sang & de lui
donner plus de corps.

Il arrive souvent que les malades scorbutiques, qui sont pour la plûpart maigres
& sans force , ont la diarrhée, la peau
sèche, rude , & pour ainsi dire *écailleuse* ,
ce qui intercepte en grande partie l'insensible transpiration, & devient par conséquent
la principale cause de la diarrhée ; alors on

fera prendre foir & matin, pendant quatre ou cinq jours ·de fuite, des bains gras de tripes (*), pour ramollir la peau, l'huiler, la rendre extenfible & ouvrir les pores ; par ce moyen, on fera ceffer la diarrhée, on rendra les chairs plus propres à l'évolution, à la nutrition & à l'accroiffement.

Le malade peut prendre, deux ou trois fois par jour, un peu de vin, mêlé avec deux tiers de fon Eau Antiputride, préparée pour fa boiffon.

Le Médecin ordinaire qui traitera ces efpèces de malades, aura foin de parer aux cas accidentels, en évitant toujours les cordiaux trop fpiritueux & trop chauds ; il réglera la quantité & la qualité des alimens, d'après les principes des plus célèbres Médecins, qui recommandent de ne jamais porter le feu, où il n'y en a déja que trop.

Il arrive quelquefois des cas où un peu de chocolat, fans vanille, ne peut pas être

______

(*) On compofe ce bain, en mettant un demi-fceau de bouillon de tripes dans l'eau commune & chaude du bain qui ne doit couvrir le corps du malade que d'un demi-pied, lorfqu'il fera dans la baignoire ; on peut fuppléer au bouillon de tripes, en faifant fondre deux livres de graiffe quelconque dans cinq pintes d'eau commune, pour verfer le tout dans la baignoire.

nuifible ; on peut en tolérer l'ufage, pourvu qu'il foit rare & modéré.

Si le malade a des ulcères à la bouche, fur les gencives ou au palais, on exigera qu'il fe gargarife fouvent avec l'eau deftinée pour fa boiffon ; & s'il ne guériffoit pas promptement, on renforceroit le gargarifme du double, c'eft-à-dire, qu'on mêleroit une cuillerée entière d'Eaū Antiputride pure dans la pinte d'eau qui feroit deftinée à cet ufage.

MANIERE *de guérir la Dyffenterie.*

La dyffenterie, ou flux de fang, eft marqué par des déjeĉtions fanguinolentes & fréquentes, fuivies de mucofités glaireufes, & précédées d'une colique tormineufe, cé qui la diftingue des hémorroïdes, où le flux de fang précède la douleur, d'avec le flux hépatique, qui eft fans douleur, & de la fièvre dyffenterique inflammatoire, dont la dyffenterie eft le fymptôme.

Il y a différentes efpèces de dyffenteries inflammatoires, que l'on connoît par les fignes ordinaires de l'inflammation, par l'a-battement des forces, la fièvre aiguë, les fyncopes, la langue fèche, muceufe & quelquefois noire.

Les faignées copieufes dans ce dernier cas, font abfolument néceffaires, & il n'y a que les boiffons acidules & raffraìchiffantes qui puiffent éteindre la caufe incendiaire de cette maladie.

L'Eau antipu tride eft de fa nature le meilleur fpécifique que l'on puiffe employer pour y parvenir ; avec fon fecours, on réuffit à neutralifer la matière brûlante qui caufe l'inflammation.

En conféquence, on donnera au malade, dès le commencement de fa maladie, un verre d'Eau Antiputride, préparée pour la boiffon des malades, de quart-d'heure en quart-d'heure ; quand on s'appercevra que la fièvre & l'inflammation diminueront, on ne lui donnera à boire que de demi-heure en demi-heure ; enfuite, d'heure en heure, & fucceffivement jufqu'à ce qu'elles foyent abfolument détruites.

On donnera à ce même malade des lavemens fréquens, compofés avec deux tiers de décoétion de guimauve, mêlée avec un tiers d'Eau Antiputride préparée pour fa boiffon.

Une multitude infinie d'exemples, auffi

heureux que furprenans, ont fervi depuis long-tems à nous confirmer dans l'efficacité d'un pareil traitement ; nous n'en citerons qu'un feul qui a eu lieu dans l'enceinte des Dames Carmelites de Saint-Denis : la malade étoit abandonnée des Médecins, & livrée aux foins de la Providence ; fon état annonçoit une mort prochaine ; les fymptômes de fon mal étoient effrayans. Heureufement pour elle, nous fûmes appellés ; & par le feul fecours de l'Eau Antiputride, prife, comme il eft dit ci-deffus, en breuvages & en lavemens, nous parvînmes en très-peu de jours à lui rendre la vie & la fanté, dont elle jouit encore.

Les Médecins & les Chirurgiens feront certainement dans le cas de fe procurer très-fagement les mêmes effets, en obfervant le même traitement, & ayant attention de diminuer le nombre des boiffons & des lavemens, à mefure que la maladie diminuera : car il eft démontré qu'en fe conduifant de la forte, ils auront attaqué directement les caufes primitives de la maladie, autant par les faignées indifpenfables employées les deux premiers jours, que par l'ufage abondant de l'Eau

Antiputride *de Beaufort*, qui aura fait dif-
paroître le danger de la maladie, en dé-
truifant la matière billieufe & inflammable
qui l'occafionnoit.   .

Quand on n'a aucune connoiffance des
effets étonnans du fpécifique dont il s'agit,
& que par ignorance, ou par amour-propre,
on fe difpenfe d'en faire ufage ; fi par malheur une pareille maladie fe déclare en mer,
comment peut - on efpérer d'en arrêter le
cours ? Comment peut-on fe flatter de prévenir la gangrêne prochaine & la mort dont
les malades font alors menacés ? Eft-ce par
des tifannes de chiendent & de régliffe,
même nitreufes, qu'on peut s'imaginer de
remplir cet objet ? De femblables tifannes
font - elles propres à furmonter la réfiftance du mal, dont le progrès eft fi rapide,
que le quatrième ou le cinquième jour le
malade périt ? Non, fans doute ; d'auffi
foibles fecours font trop impuiffans, pour
qu'on puiffe les en foupçonner capables ; il
n'y a uniquement que des boiffons acidules,
copieufes & abondantes, accompagnées de
quelques faignées faites à propos, avant
les trois premiers jours, qui foyent dans le

cas d'opérer infailliblement cet effet ; tout autre moyen expose la vie du malade, & compromet sur mer la santé des marins & des voyageurs, qui, en respirant le même air, risquent de prendre la même maladie.

Ce n'est point avec des bouillons gras qu'il faut alimenter le malade, & l'aider à soutenir ses forces, mais c'est avec des décoctions de riz ou d'orge, adoucies par un peu de sucre ou de miel, qu'il faut pourvoir à cette nécessité ; cette seule nourriture sera suffisante pendant les six premiers jours du traitement. Après cette époque, suivant l'état du malade, elle sera supprimée, ou suppléée par d'autres alimens très-légers, que les Médecins ou Chirurgiens indiqueront jusqu'à parfaite guérison.

Il n'y a rien de plus sûr, de plus puissant & de plus simple que ce traitement ; aucun Médecin ne peut dire qu'il le déroute & qu'il le gêne ; car jamais il n'auroit dû en employer d'autre ; il ne diffère uniquement que dans l'usage d'une boisson plus vertueuse & efficace, qui a la propriété d'amortir la cause primitive de la maladie, sans laquelle il est probable qu'il n'y réussiroit

pas,

pas, ou que, fi par hafard il y parvient, ce ne fera qu'après avoir fait courir au malade bien des rifques, auxquels il lui auroit été bien aifé de le fouftraire.

Tout ce que nous venons de dire ci-deffus, doit faire fentir aux Médecins & aux Chirurgiens, qui traiteront à l'avenir des malades attaqués de la dyffenterie, combien il eft important & néceffaire de leur ordonner pour toute boiffon, l'Eau Antiputride, préparée comme nous l'avons indiqué plus haut ; l'expérience & la raifon juftifient l'infaillibilité d'un pareil traitement, & tous les autres fourmillent d'inconvéniens & de dangers.

On diftingue encore d'autres efpèces de dyffenteries : comme, par exemple, celle dont les Indiens font fréquemment attaqués, & qui afflige pour l'ordinaire prefque tous les Européens qui fe tranfportent dans l'Inde. Bontius, Médecin Indien, nous a appris que cette maladie y eft terrible, & prefque toujours funefte.

Nous avons jugé, d'après ce rapport, qu'il convenoit d'en faire connoîtr⸗ les fymptômes, & de donner en même tems ici le moyen de prévenir les dangers de mort auxquels cette maladie expofe, attendu que, comme la nation françoife fréquente habituellement ces climats pour l'utilité de fon commerce, il eft naturel & important de la mettre à même d'en guérir & de s'en préferver.

On connoît la dyffenterie de l'Inde, par la fièvre putride qui fe déclare dans le principe de la maladie, en même tems que l'abattement total des forces : on la traite ordinairement dans l'Inde avec des infufions de rhubarbe & des extraits narcotiques de faffran.

Mais peut-on s'imaginer de guérir une maladie auffi grave, avec un traitement de cette efpèce ? Ne voit-on pas que la putridité maligne, l'abattement total des forces & l'inflammation, follicitent des remèdes tous différens ? qu'il faut en employer qui foyent capables de vaincre la réfiftance de la maladie, au lieu de lui céder. Que cette maladie exige néceffairement dans le principe un vomitif en lavage, une ou deux faignées, & l'ufage fréquent des tempérans & des raffraîchiffans acidules ; que l'Eau

Antiputride doit y être employée avec abondance, en breuvages & en lavemens, de la manière dont nous l'avons indiqué ci-devant? Ne font-ce pas là les remèdes les plus fpécifiques & les plus fûrs pour guérir indubitablement une maladie qui n'eft produite que par une altération exceffive & par un feu dévorant? La raifon & l'ex-périence démontrent très-clairement cette vérité, pour qu'on puiffe la révoquer en doute.

Néanmoins il y a environ dix-huit ans que, dans l'efpace de trois ou quatre mois, vingt mille habitans blancs ou noirs expirè-rent de cette affreufe maladie, fur les bords du Gange, aux environs de Chandarnagor, fans qu'aucune perfonne de l'art ait eu l'idée de leur adminiftrer des remèdes acidules, qui feuls étoient propres à en arrêter le cours funefte.

Des exemples auffi malheureux font affez triftes & affez frappans, pour faire conce-voir aux Médecins & aux Chirurgiens la néceffité abfolue des acides en pareille cir-conftance, puifqu'ils doivent être fûrs de ne jamais parvenir à détruire le mal, fans en avoir détruit la caufe.

Il y a encore une autre efpèce de dyffenterie épidémique & maligne, que l'on prend communément dans les vaiffeaux, ainfi que dans les armées ; elle eft produite par la même caufe que les précédentes : il n'y a entre elles que quelques degrés de différence. Dans celle - ci, l'abattement des forces eft très-grand ; le poulx eft prefque naturel ; mais les déjeétions font verdâtres, noirâtres & fætides. Cette efpèce de dyffenterie eft très-contagieufe ; nous l'avons fouvent vu régner dans les hôpitaux de l'armée, où nous avons été employés long-tems.

Les Médecins & les Chirurgiens la traitent ordinairement en prefcrivant l'ufage des raffraîchiffans, des bains, des lavemens, avec un peu de vinaigre, ou d'autres acides ménagés à propos ; ils employent auffi avec affez de fuccès l'ipécaquenna, après le cinquième jour de la maladie, & la faignée quand ils la croyent néceffaire.

Mais cette maladie qui devient gangré-

neufe & mortelle pour peu qu'on la néglige,
fe guérit beaucoup plus promptement, &
fans aucun danger, par l'ufage fréquent &
abondant de l'Eau Antriputride, adminiftrée,
comme il eft dit ci-deffus, foit en breu-
vrages, foit en lavemens ; c'eft-là l'unique
moyen de prévenir l'inflammation & la
gangrêne.

De toutes les différentes efpèces de dyffenterie, dont nous venons de parler, il n'y en a
pas une feule dont l'Eau Antiputride ne foit
le véritable fpécifique ; mais il faut que le malade s'inonde de cette boiffon, afin de détruire l'inflammation, & avoir foin de donner
à propos un vomitif comme l'ipécaquenna,
après qu'on eft parvenu à détendre les folides, autrement ce vomitif feroit nuifible ;
par ce moyen, on fera ceffer le délire fi
le malade en eft atteint ; on préviendra la
gangrêne, & même on la guérira dans fon
principe, fi l'on a attention de fe conformer à ce régime.

- Il eft facile de voir par tout ce que nous
venons de dire fur les différentes efpèces de
dyffenteries, que nous n'entendons pas changer la moindre chofe à l'ordre ordinaire des

traitemens que les Médecins & les Chirurgiens doivent néceſſairement ſavoir , pour ſe
conduire avec prudence pendant le cours
de cette maladie : notre unique objet eſt de
leur recommander de n'ordonner à leur malade d'autre boiſſon que celle de l'Eau Antiputride préparée , dont les effets ſont in-
faillibles & éprouvés en pareille occaſion.

Il y a encore quelqu'autres eſpèces de
dyſſenteries particulières ; mais elles ſont
heureuſement très-rares ſur mer & ſur terre.
Comme elles ont toutes pour principe, l'inflammation , le feu & l'alkali , l'uſage des
boiſſons acidules leur convient uniformément à toutes, même à celle qui règne aſſez
ſouvent dans le Nord , & qui eſt produite
par des apthes dans les inteſtins , ainſi que
celle qui dérive d'un abcès au foye. Ce n'eſt
qu'après nous être ſérieuſement occupés de
toutes ces eſpèces de dyſſenteries & les avoir
toutes traitées avec ſuccès , que nous nous
ſommes déterminés à donner notre méthode ,
comme beaucoup plus prompte & plus certaine que toute autre.

On achevera la guériſon des malades , qui
auront eſſuyés cette maladie , avec du lait ,

s'il eft poffible d'en trouver ; finon, avec quelques foupes farineufes. On peut leur faire prendre auffi de l'eau de riz , avec un peu de fucre ou de miel ; mais il faut fupprimer les alimens gras , jufqu'à parfait & entier rétabliffement.

MANIERE de guérir l'Inflammation.

On a communément dans les vaiffeaux fur mer & dans les pays chauds, beaucoup plus d'inflammations à traiter que dans les climats tempérés ; dans les premiers, la chaleur raréfie le fang très-facilement , excite des fueurs & des moiteurs continuelles qui diminuent le véhicule du fang, & le rendent plus fufceptible de devenir coëneux & inflammatoire ; les chaleurs donnent auffi une trop grande confiftance à la lymphe, ce qui eft caufe qu'elle n'eft plus propre pour circuler au diamètre des vaiffeaux capillaires, fanguins , où elle produit des ftagnations multipliées qui rendent la maladie plus ou moins dangereufe , fuivant la nature des parties où fe porte l'inflammation.

Quand on examine attentivement la caufe

éloignée & la caufe prochaine des maladies inflammatoires, on n'a pas de peine à juger qu'elles dépendent l'une & l'autre des matières inflammables & du mouvement trop accéléré du fang qui a rendu la lymphe coëneufe, & propre à produire différentes ftagnations ; on conçoit en même tems que ces fortes d'accidens font éprouver au malade de la fréquence & de la dureté dans le poulx, qui font les fignes les plus caractériftiques de l'inflammation.

Les perfonnes livrées à des travaux pénibles fur mer & ailleurs, font fujettes à des fueurs & à des moiteurs qui épuifent le véhicule du fang, l'altèrent, l'échauffent & l'épaiffiffent ; c'eft de-là précifément que dépendent les inflammations, fur-tout lorfque, par imprudence, ces mêmes perfonnes, ainfi échauffées, fe tiennent dans un état de repos, ou boivent de l'eau pour éteindre leur foif. Ce contrafte du froid & du chaud, occafionne néceffairement une ftagnation dans le fang, & la ftagnation produit & détermine l'inflammation.

Sur mer, où les manœuvres font fouvent très-pénibles, les perfonnes les plus

robuftes font plus fufceptibles d'inflammation, que celles qui le font moins ; la raifon
en eft fimple & fenfible : plus on eft fort,
plus les mouvemens font violens ; plus ils
le font, & plus le fang acquiert de vélocité
& de raréfaction. Or, il n'eft pas poffible
de concevoir un très-grand degré de chaleur
dans le fang, fans concevoir en même tems
l'épaiffiffement de la lymphe qui en lie toutes
les parties intégrantes. Lorfqu'elle ne peut pas
circuler dans les petits vaiffeaux, parce qu'un
trop grand degré de chaleur la durcie & la
rendue coëneufe, alors il fe forme de toutes
parts des engorgemens & des obftacles qui
s'oppofent à la libre circulation du fang ;
d'où il arrive de fréquentes fluxions de poitrine, des pleuréfies, ou d'autres inflammations de différentes efpèces qui exigent de
prompts fecours, auxquelles on ne remédie
(comme nous l'avons dit ci-deffus,) que
par les faignées faites à propos, & par une
boiffon abondante acidule, ou avec l'Eau
Antiputride *de Beaufort.*

Il n'eft pas croyable qu'on veuille traiter
ces maladies avec du chiendent, de la fleur
de fureau, du bouillon blanc, du capillaire,

du coquelico, avec quelques faignées, &c.
&c., comme on le fait fi mal à propos depuis plufieurs fiècles ; toutes ces boiffons
échauffantes font oppofées aux véritables
vues qu'on doit avoir pour combattre & détruire l'inflammation.

·Nous ferons remarquer ici que les remèdes
diaphorétiques, qui portent à la peau, ne
peuvent convenir en aucune manière dans
le traitement de l'inflammation, quand
elle eft déterminée ; ils ne fervent au contraire qu'à accélérer le mouvement du fang,
& à rendre l'obftacle qui s'eft formé dans
quelques parties du corps, plus infurmonta-
ble, par les effets redoublés des battemens
du cœur, qui l'engagent toujours plus
dans les vaiffeaux étroits, & y augmentent l'inflammation. La dilatation des vaiffeaux fanguins & lymphatiques devient
plus grande, l'engorgement plus confidérable, & la réfolution en fuppuration,
ou en gangrêne, plus certaine & plus
prompte.

C'eft dans de pareilles circonftances que
les Médecins ou les Chirurgiens doivent
s'occuper, fans perdre de tems, du moyen de

parer aux fuites funeftes de ces engorgemens inflammatoires, par des faignées copieufes, afin de rappeller le fang arrêté dans
l'océan de la circulation, en relâchant les
folides, & en appaifant, par des acides appropriés, fa trop grande raréfaftion, en neutralifant la matière de feu qui la produit, &
en évitant les remèdes qui l'augmentent, tels
que la fleur de fureau, ou de coquelico, &c.,
en pareille circonftance.

Une routine auffi aveugle, fous prétexte
de rétablir la tranfpiration dans le traitemens des fluxions de poitrine & des pleuréfies, feroit diamétralement contraire au
véritable but que le Médecin doit fe propofer, pour relâcher & détendre, afin
de diffiper la ftagnation qui caufe l'inflammation, au lieu de l'augmenter par des remèdes chauds qui fouettent le fang, excitent
la fueur, & rendent les maladies incurables
& mortelles.

Nous obferverons, en paffant, qu'il y a
très-peu de Praticiens en Médecine & en
Chirurgie qui ayent obfervé, en traitant ces
maladies, la caufe accidentelle, qui fait que
les fluxions de poitrine & les pleuréfies font

souvent compliquées avec la fièvre putride, qui devient quelquefois maligne & difficile à guérir, par les moyens qu'on avoit coutume d'employer jufqu'ici.

Pour en fentir l'importance & la raifon, il faut fe repréfenter la méchanique du bas-ventre & du diaphragme, qui font les agens qui font, par leur preffion alternative, verfer la portion de bile cyftique, de la vefficule du fiel, dans le canal *coledoque* ; pour donner plus d'action & de force à la bile hépatique, deftinée à perfectionner le chile dans le premier des inteftins, cette vefficule, qui eft fufpendue dans la cavité du foye, ne peut verfer que quelques gouttes de la bile brû-lante & cauftique qu'elle contient, que par la preffion alternative des mufcles du bas-ventre & du diaphragme, fur la bafe de cette véfficule, en fuivant les mouvemens de la refpiration.

Or, comme dans la fluxion de poitrine & dans la pleuréfie la refpiration eft plus ou moins gênée, en raifon du degré d'in-flammation, les mouvemens des mufcles du bas-ventre & du diaphragme doivent être doublés & fouvent triplés, d'où il doit

refulter que la veſſicule du fiel , fera remon-
ter , verſer le double & plus de cette bile
cyſtique , qu'elle contient , dans le canal qui
la conduit , dans le premier des inteſtins ,
d'où elle paſſera dans le ſang par les vaiſſeaux
laɛtés , deſtinés à abſorber (& pomper , pour
ainſi dire ,) la partie la plus tenue du chile.
Le verſement irrégulier de cette bile brûlante ,
doit néceſſairement porter du feu dans le ſang ,
& produire la putridité plus ou moins grande ,
& même la malignité , à raiſon de la quantité de bile incendiaire qui a dû paſſer dans
le ſang ; d'où il s'en ſuivra les accidens les
plus effrayans , comme nous l'avons ſouvent obſervé dans notre pratique ; & vu
que les tiſannes & les infuſions diaphorétiques ne peuvent qu'aggraver , en rendant
la maladie plus rébelle , plus dangereuſe ,
par les remèdes qui raréfient , échauffent
& augmentent le trop grand mouvement du
ſang.

Quand on conſidère de ſang - froid les
effets étonnans de cette bile inflammable ,
croira-t-on avoir d'autres moyens pour la
combattre , que l'uſage abondant des acides
appropriés pour la neutraliſer , la rendre

impuiſſante, & la chaſſer avec abondance par les urines ? C'eſt alors qu'on verra, ſous peu de tems, les accidens ſe diſſiper, qu'on verra les malades les plus déſeſpérés entrer en voie de guériſon, dès le cinquième ou le ſeptième jour ; tandis que ſi l'on n'avoit pas employé les acides pour abattre l'exceſ-ſive raréfaction du ſang & chaſſer la bile inflammable qui eſt la cauſe principale de la maladie, le malade auroit été inévitable-ment victime de tout autre traitement.

Voilà des faits de pratique qui ſont cer-tains ; ils peuvent ſe rencontrer à toute heure ſur les vaiſſeaux, en Corſe & dans les Co-lonies, &c., où la raréfaction du ſang eſt ſans ceſſe entretenue par la chaleur brû-lante du climat. Les Médecins & les Chirur-giens ne ſauroient donc trop s'occuper du ſoin de combattre la raréfaction du ſang, puiſqu'elle forme toujours les plus grands obſtacles à la guériſon de ces ſortes de maladies.

Au reſte, le traitement de l'inflammation eſt ſimple & facile ; des ſaignées à propos dans le principe ; des lavemens & des boiſſons acidules, telles que nous l'avons

recommandé ; quelques légers purgatifs , lorfque l'inflammation eft totalement diffipée ;
la diète , c'eft-à-dire , de l'eau d'orge , avec
du fucre pour tout aliment , jufqu'au cinquième jour de la maladie ; voilà la manière de nous conduire dans le traitement des maladies inflammatoires , dont
le fuccès nous fait penfer qu'il n'y en a pas
de meilleur.

MANIERE de guérir la Fièvre putride.

Cette fièvre , qui eft fans redoublement ,
diffère de la fièvre continue par fa durée ;
elle finit ordinairement le quatorzième jour :
elle n'a aucun redoublement déterminé ;
tantôt elle eft maligne , peftilencielle , fimple ou épidémique , & quelquefois inflammatoire , nerveufe , convulfive , vermineufe ,
& fouvent compliquée avec des inflammations particulières qui peuvent être fans
nombre , à raifon des parties enflammées ,
mais qui font faciles à diftinguer par ceux
qui font en ufage de traiter ces efpèces de
maladies.
Le danger eft plus ou moins grand , fuivant

la nature des parties enflammées qui donnent lieu à la complication ; le Médecin ou le Chirurgien qui eſt dans le cas de traiter ces ſortes de maladies, doit ſavoir parfaitement employer à propos une, deux & trois ſaignées dans le principe, lorſqu'il remarque quelque inflammation qui exige abſolument de détendre les ſolides, afin d'être en état de donner quelques vomitifs pour évacuer les matières qui occupent les premières voyes.

Mais la maladie étant putride, billieuſe, alkaline & ſouvent inflammatoire, l'Eau Antiputride y eſt néceſſaire pour la guérir, elle en arrête le cours & les progrès. Il faut ſeulement ordonner cette boiſſon au malade, dès le commencement de ſa maladie, afin d'être en état de la combattre avec plus de ſûreté : il eſt facile d'en concevoir la raiſon ; on détruit beaucoup plus vîte un feu naiſſant qu'un incendie total. Or, comme il s'agit de neutraliſer les matières alkalines inflammables, ce n'eſt qu'en leur oppoſant des acides ſupérieurs à leurs forces & à leur réſiſtance, qu'on peut ſe flatter de les ſurmonter.

Un

[49]

Un Médecin qui a écrit fur les maladies qui ont régné en 1782, en Bretagne, a penfé différemment fur l'ufage des acides ; il les confeille lorfque les inflammations font diffipées & que le relâchement des folides eft arrivé ; mais fi l'on attendoit ce tems, la plûpart des malades mourroient, puifque dans trois jours la maladie devient gangréneufe, lorfque la caufe n'eft point diffipée en partie par les faignées & par les acides : ce n'eft pofitivement que dans le principe, que cette maladie eft dangereufe. Les acides adoucis, chargés de fels neutres, n'agacent point les folides enflammés & tendus ; ils procurent au contraire dans moins de vingt-quatre heures, du relâchement, en neutralifant la caufe irritante & alkaline, & font ceffer dans moins de fix heures la raréfaction exceffive du fang ; c'eft alors que le relâchement des folides & des parties nerveufes commence à fe faire remarquer, & que la fièvre diminue ; que les fécrétions en général paroiffent fe rétablir, & qu'on parvient à parer à un danger certain qu'on n'éviteroit point, fi l'on n'employoit les acides qu'après le cinquième ou le fixième jour de la maladie.

D

Les perſonnes qui n'ont pas l'expérience des acides dans les maladies inflammatoires, qui ne raiſonnent que d'après des préjugés, ou des idées qui leur font penſer que les acides pourroient agacer, irriter & augmenter par conſéquent l'inflammation, ne peuvent retirer que de foibles ſecours des propriétés précieuſes des acides qui renferment dans leur ſein les véritables ſecrets de la natute.

Il ſeroit abſolument inutile de nous étendre davantage ſur cette maladie & ſur ſes différentes eſpèces ; ces détails entraîneroient une trop grande longueur, & ſe réduiroient à recommander toujours l'uſage de l'Eau Antiputride, pour la ſeule & unique boiſſon de ces malades, ou de tous autres acides, à défaut de celui-ci qui eſt le meilleur. Nous nous bornerons à rapporter ici les principales occaſions où il eſt abſolument néceſſaire d'y avoir recours, tant ſur mer que dans les Colonies, en donnant la manière d'employer les acides, & de vaincre la réſiſtance des cauſes des maladies les plus communes en mer, & qui y font les plus grands ravages.

La principale obſervation que nous nous

permettrons de faire, en paſſant, aux Médecins & Chirurgiens, deſtinés par état à
conduire & traiter toutes ces différeutes maladies, c'eſt de ſubſtituer les boiſſons acidules
à toutes celles qu'ils avoient coutume d'employer, attendu qu'elles ſont toutes ou trop
lentes, ou trop impuiſſantes, & directement
contraires aux effets qu'ils ſe propoſent de
remplir par leur traitement.

Pour ne laiſſer aucun doute ſur les effets
des acides ſur les *alkalis* dans la fièvre putride, nous rapporterons ici une expérience
ſenſible qui peut ſe faire à toute heure par
les perſonnes qui deſireront de s'en con-
vaincre ; elle ſervira en même tems à tous
les hommes qui n'ont aucune connoiſſance
de la nature & qualité des cauſes alkalines,
des maladies putrides & inflammatoires ,
afin d'en tirer des conſéquences dans des
circonſtances où l'on peut manquer des ſecours ſuffiſans.

Cette expérience ſe fait de la manière la
plus ſimple (*) ; elle prouve inconteſta-

____

(*) Prenez quatre onces de viande fraiche, ſoit de veau,
de bœuf ou de mouton: hachez-la groſſièrement , mettez-

blement que les *alkalis* étant la cause des maladies & principalement de celles qui font putrides, inflammables, ne peuvent être neutralisés, chassés & détruits, que par les acides administrés en toutes fortes de formes, suivant les différentes vues des Médecins.

Ceux qui ont quelque connoissance des rapports chymiques, savent avec quelle promptitude & vivacité les parties analogues *de la matière* s'attirent réciproquement, & agissent les unes sur les autres, & avec quelle violence l'*acide* & l'*alkali* se pénètrent, se neutralisent & se combinent ensemble, pour former de nouveaux corps mixtes, qui, en perdant leurs propriétés,

---

y pour un sol de sel fixe de tartre ; remuez & pilez pendant deux secondes; sentez cette viande, & vous aurez une odeur très-fœtide, à cause du dégagement des alkalis volatils, par l'anéantissement de l'acide animal, dont l'alkali fixe est le destructeur, par l'affinité qu'ils ont ensemble pour s'unir & se neutraliser. Vous remettrez cette viande dans son premier état de fraîcheur, avec une cuillerée à café d'Eau Antiputride pure, ou tout ou par-tout autre acide minéral qu'on voudra choisir.

[53]

en acquièrent des nouvelles (*). Pour être
bien perſuadé de ces principes, nous nous
propoſons de donner ici une idée ſuccinte
des parties eſſentielles qui ſervent à entretenir le juſte équilibre entre des parties conſtituantes du corps animal, relativement aux
acides & aux alkalis, qui ſont les principales parties qui le conſervent & le détrui-
ſent, lorſqu'une d'elles ſurmonte la réſiſtance
de l'autre.

Les acides & les alkalis ſont, par leur juſte
équilibre, la principale cauſe de la ſanté des
hommes & des animaux ; l'augmentation
de l'un, ou la diminution de l'autre, cau-
ſeront toujours les plus grands déſordres &
donneront naiſſance aux maladies les plus
graves & les plus dangereuſes.

En effet, lorſque, par quelque altération
ou par des cauſes accidentelles, contagieu-
ſes, &c., le ſang s'agite, ſe raréfie & cauſe
la fièvre, on voit la chaleur s'augmenter, & le
ſang, dont le mouvement devient dans ces

____

(*) Par analogie, nous entendons deux ſubſtances qui
s'attirent réciproquement, & qui tendent à s'unir l'une à
l'autre.

D 3

circonſtances toujours plus aĉtif, faire des violens efforts, s'alkaliſer enfin, & s'en-flammer au point de développer les alkalis volatils, dont le corps & ſes parties graiſ-ſeuſes & ſulphureuſes ſont remplis, ſur-monter la réſiſtance que l'acide animal op-poſoit aux alkalis volatils, à la chaleur du mouvement du ſang trop accéléré.

Les alkalis, alors étant devenus libres, por-tent de toute part le feu brûlant de leur mou-vement exceſſif, enflamment le ſang & les ſolides, occaſionnent la putréfaĉtion la plus forte, ſouvent maligne & contagieuſe, dont on ne ſauroit arrêter la rapidité des effets, qu'en neutraliſant ces alkalis putrides & malins, par l'acide combiné & adouci, que l'on doit prendre en plus grande abondance, afin de ſurmonter leur réſiſ-tance.

Malgré ce que nous venons de rapporter, il ne faut point croire que les acides n'éprou-vent pas de contrariétés; màis les expériences de leurs effets ſalutaires, dans les circonſ-rances les plus critiques, ſont ſuffiſantes pour anéantir tous les propos qui peuvent s'élever ſur leurs propriétés.

Nous voyons prefcrire tous les jours *la ciguë, le fublimé, les pilules de favon, les plantes incendiaires & alkalines*, & d'autres remèdes chauds & *fulphureux*, pour combattre des maladies dont la caufe eft analogue, à tous égards, à la nature de ces remèdes, qui feroient plus propres à produire ou entretenir ces maladies, qu'à les combattre ; cependant ces fortes de remèdes font recommandés, & n'éprouvent aucune contradiction, quoique leurs effets foient précaires & très-incertains, pour ne pas dire contraires aux vues qu'on doit fe propofer. L'expérience rapportée dans ce chapitre, fera encore mieux connoître cette vérité, que tout ce que nous avons pu dire là-deffus.

Les vérités que nous venons de détailler fur la manière dont la lymphe du fang s'épaiffit par les alkalis, feront bien mieux confirmées par la manière dont fe fait le favon. Elle démontrera fenfiblement les effets les alkalis fur les parties huileufes de la lymphe de notre fang : ce tableau eft un exemple frappant qui ne laiffe aucun doute fur tout ce que nous avons avancé dans cet

Ouvrage fur les effets des alkalis, fur la lymphe qui lie intimément toutes les parties intégrantes du fang, & fur fon épaiffiffement coëneux & inflammatoire (*), dont il ne fera plus étonnant d'appercevoir que les alkalis font la caufe de l'inflammation, en rendant la lymphe coëneufe & propre à former des ftagnations, & par conféquent des inflammations de toutes parts.

Paffons actuellement à la manière d'adminiftrer l'Eau Antiputride, à l'égard des malades attaqués de la petite vérole, prefque toujours mortelle fur mer, & fur-tout dans la traite des Nègres. Cet article eft très-intéreffant pour les Armateurs qui font ce commerce ; ils fe ruinent infailliblement, lorfqu'ils éprouvent plufieurs fois les fâcheufes fuites de cette maladie.

(*) Le favon n'eft autre chofe qu'un compofé d'huile, 'd'eau & d'alkali fixe : c'eft le feu qui les met en mouvement, & c'eft l'alkali qui durcit, épaiffit, & rend folide les parties rameufes de l'huile qui renferme dans les interftices de fes parties une portion d'eau extrêmement divifée & incorporée dans la pâte du favon.

MANIERE *de guérir la petite Vérole.*

De toutes les maladies qui affligent l'humanité, il n'en eft point de plus générale & de plus cruelle que la petite vérole ; car fans craindre d'être taxé d'exagération, on peut dire que tout l'univers y eft affujetti.

Les opinions des Médecins anciens & modernes font partagées fur l'origine de la petite vérole ; les uns affurent qu'elle n'étoit pas connue des Grecs, avant le feptième fiècle ; que ce font les Arabes qui l'ont apportés en Egypte ; ils ajoutent même qu'*Hyppocrate* n'en a jamais eu connoiffance : mais ceux qui fe font attachés le plus fidèlement à la lecture des Ouvrages de ce divin Vieillard, affurent qu'il la connoiffoit très-bien, & qu'il a jugé à propos de la comprendre fous le nom d'exantême, ou des maladies cutanées.

Le fentiment le plus probable nous fait penfer que cette maladie eft héréditaire ; que c'eft un levain que nous apportons en naiffant, qui fe développe, fuivant les faifons & les circonftances, dans tous les climats de l'univers ; cette opinion nous engage à croire que tous les hommes nés & à naître y sont & seront toujours également sujets : les Ouvrages de *Razès*, d'*Helvétius* & de *Sydenham*, qui traitent de cette matière à fond, pourront donner aux curieux toute espèce de satisfaction à cet égard.

Mais comme il nous importe peu de savoir si cette maladie est héréditaire ou non, ne devant avoir d'autre objet que d'exécuter les ordres du Ministre, qui nous astreignent à donner *une Formule très-détaillée sur la manière d'administrer l'Eau Minérale Antiputride sur mer & dans les Colonies, dans tous les cas où il est urgent & nécessaire de l'employer ;* au lieu d'entrer dans tous les menus détails de cette maladie, & de nous attacher à l'examen scrupuleux de son origine, de ses parties, de ses espèces, de ses effets & de ses variations, nous recommmanderons simplement à ceux qui doivent traiter ces espèces de maladies dans les vaisseaux, dans les Colonies, &c., de s'attacher à connoître & à distinguer les qualités de la petite vérole discrette ou bénigne, d'avec la confluente ou la maligne ; de savoir qu'elles font l'une & l'autre du reffort de l'Eau Minérale Antiputride, & qu'il n'eft pas poffible de découvrir un meilleur fpécifique, pour arrêter le ravage & les effets funeftes de cette horrible maladie.

Ces deux efpèces de petite vérole fe diftinguent par des fignes qui leur font particuliers & propres, dont nous donnerons ici une notion fuffifante pour n'être jamais dans le cas de fe tromper fur le caractère diftinctif de chaque efpèce. En indiquant leurs dangers, nous indiquerons auffi les moyens de les prévenir, jufqu'à ce qu'ils foyent abfolument finis & diffipés.

La petite vérole eft une maladie inflammatoire aiguë, épidémique, maligne, éruptive, fouvent peftilencielle, maligne, pourprée, accompagnée de puftules plus ou moins multipliées, qui fe terminent en fuppuration & en crouttes, qui deffèchent & tombent, en laiffant des cicatrices plus ou moins profondes fur la peau.

Cette maladie, extraordinairement inflammatoire, eft différente de toutes les autres inflammations, en ce qu'elle ne peut être guérie que par la fuppuration; tandis que toutes les inflammations en général ne fe guériffent, au contraire, qu'en prévenant & évitant la fuppuration ; une différence fi majeure & confidérable nous oblige d'obferver ici que le traitement de l'inflammation de la petite vérole eft extrêmement difficile, quoique fimple, & qu'il mérite la plus grande circonfpection, relativement aux fymptômes effrayans qui l'accompagnent ; car s'ils paroiffent en apparence exiger les mêmes fecours & les mêmes foins que les inflammations ordinaires, néanmoins il eft vifible qu'ils feroient mortels, fi on les employe fans difcernement dans le traitement de la petite vérole: en voici la raifon. En fe conduifant dans le traitement de cette maladie, comme dans celui des inflammations accidentelles, on rifque d'interrompre fur le champ le cours de la petite vérole, en prévenant & arrêtant la fuppuration ; & c'eft de ce feul point que dépend la guérifon, ou la mort des malades affligés de cette maladie.

La petite vérole, de quelque efpèce qu'elle foit, difcrette ou bénigne, confluente ou maligne, fe connoît par la fièvre continue, par des nausées, des pesanteurs & des douleurs de tête, par l'abattement des forces, des tressaillemens, de légers frissons, des picottemens, l'éruption des boutons, de démangeaisons au nez, un mal de gorge, quelquefois le délire & très-souvent la respiration gênée.

Dans la petite vérole discrette ou bénigne, tous ces symptômes sont très-modérés, & les boutons sont dispersés par-tout le corps, en assez petite quantité : au lieu que dans la petite vérole confluente ou maligne, tous les symptômes, dont nous venons de faire l'énumération, se manifestent avec la plus grande force, tantôt par plaques, ou par grappes ; les boutons rapprochés les uns des autres, se touchent presque tous. On voit souvent des hémorragies, des vomissemens, des diarrhées, des taches pourprées qui annoncent un grand degré de malignité, qui doit faire appréhender la gangrêne & la mort prochaine du malade.

On pourroit nous objecter qu'il y a encore d'autres espèces de petite vérole ; nous le savons ; mais comme la différence qu'elles ont entr'elles ne gît que dans leurs complication avec d'autres maladies , & qu'elle ne change rien à la nature du germe & du levain que produit la petite vérole , il s'enfuit que le traitement général , qui eſt propre à combattre & à arrêter le cours & le progrès funeſte de cette maladie , convient également à toutes ſes eſpèces.

Lorſque , par quelques cauſes que ce puiſſe être , dépendantes des ſaiſons ou des miaſmes véroliques répandus dans l'air , le levain de la petite vérole qui eſt inné en nous , ſe développe dans le ſang , on voit la fermentation , la raréfaction & le mouvement plus ou moins violent du ſang ſe manifeſter ; c'eſt alors que les ſymptômes , dont nous avons fait le détail , ſe font ſucceſſivement remarquer , & qu'ils conſtatent la qualité & l'eſpèce de la petite vérole , que les Chirurgiens ou les Médecins doivent traiter, & connoître.

Ce développement du levain de la petite vérole ne peut ſe faire , ſans qu'il ſurvienne , par la rapidité du mouvement qu'il excite dans le ſang , une chaleur exceſſive & ardente , qui provient des efforts continuels que fait la nature pour ſe dégager de la matière qui l'opprime , afin de la porter du centre à la fuperficie du corps , à l'effet d'y former des éruptions boutonnées qui puiffent tourner en fuppuration , & opérer la guérifon du malade.

Dans cette pofition , fi l'on confidère que le mouvement exceffif du fang, & les fymptômes les plus aĉtifs , & les plus caraĉtériftiques de l'inflammation , doivent inévitablement raréfier la partie lymphatique & rameufe du fang qui en lie toutes les parties intégrantes , on verra bientôt la lymphe changer néceffairement de confiftance & de nature , à caufe de la chaleur immodérée qu'elle éprouve dans cette circonftance qui la rend gluante , épaiffe , coëneufe , & par conféquent très-inflammable ; & qu'il n'eft pas poffible que tant de révolutions s'opérent à la fois , fans que cette même lymphe épaiffie & racornie par un excès incroyable de chaleur ne produife fucceffivement une infinité de ftagnation , foit dans le cerveau , foit dans les vifcères quelconques ; & que ces ftagnations n'y caufent des inflammations qui deviennent en très-peu de tems gangrêneufes & mortelles ; or , comme il feroit dangereux d'employer en pareille circonftance

les remèdes qui font propres aux inflammations en général , puifqu'au lieu de favorifer
la fuppuration des boutons , ils la détourne-
roient , il faut donc les éviter : il s'agit d'examiner actuellement quels font les remèdes
les plus convenables , les plus fûrs & les
plus prompts pour faciliter la fuppuration &
guérir la petite vérole.

Seroit-ce la faignée répétée ? Non , fans
doute , puifqu'elle eft directement contraire
aux vues de la Nature , qui veut que cette
maladie fe termine par la fuppuration , &
nullement par des remèdes qui la préviennent , & qui s'y oppofent ; d'ailleurs , quand
même la faignée ne produiroit pas un très-
grand mal en détournant l'inflammation &
la fuppuration , n'eft-il pas clair qu'en diminuant le volume du fang & fon mouvement,
elle feroit rentrer la matière & le levain de la
petite vérole qui auroit néceffairement produit fon éruption fur la peau , fi l'on ne
s'étoit pas appliqué à la détendre & à relâcher les folides par des faignées déplacées &
mal vues.

N'eft-il pas vifible que dans l'état de foi-
bleffe & d'affaiffement qu'éprouve le malade,

si vous diminuez le volume du sang, il n'aura plus assez de force, de ressort, & assez de puissance pour porter la matière de la petite vérole du centre à la superficie du corps, & qu'elle sera forcée d'y rentrer ?

Ces importantes observations ne sont rapportées que pour faire connoître la différence extrême qu'il faut faire entre le traitement de la petite vérole (quoique rangée dans la classe des maladies aiguës & inflammatoires) & celui des inflammations ordinaires qui doivent se traiter différemment ; notre objet est de mieux faire sentir les dangers infinis de l'horrible maladie dont nous parlons, qu'on ne l'a fait jusqu'ici à tous égards, & la nécessité indispensable qu'il y a d'en arrêter le cours, en prévenant dès le principe les inflammations générales & particulières des entrailles & du cerveau, dont les suites seroient infailliblement funestes : ces exemples sont si connus à Paris, qu'il n'est pas nécessaire de nous étendre davantage sur cet objet.

L'habileté du Médecin qui traite la petite vérole consiste à entretenir le mouvement du sang avec modération, sans en diminuer

E

la quantité autant qu'il eſt poſſible , afin que le ſang puiſſe conſerver aſſez de force & de reſſort pour chaſſer au dehors le levain de cette maladie , & ſuivre ſon cours ſans aucun évènement malheureux.

Pour remplir cet objet il faut que le Médecin s'applique à connoître l'état & la qualité du ſang du malade , afin de pouvoir juger de ſes effets : un ſang trop appauvri & trop diſſous ne permet aucune eſpèce de ſaignée ; car ſi on en ordonne, on affoiblira le reſſort & le mouvement du ſang , l'éruption ne pourra pas ſe faire , & le malade mourra infailliblement. Les cordiaux en pareille circonſtance ne peuvent donner au malade qu'une force momentannée & paſſagère ; ils ſeront nuiſibles , & contribueront à rendre la lymphe encore plus coëneuſe en augmentant la chaleur , & la fièvre , qui accélérera l'inflammation & la gangrêne.

Un Médecin qui n'eſt pas habitué à traiter la petite vérole (ſur-tout la confluente maligne) pourra d'abord être effrayé à l'aſpect des ſymptômes affreux qui la caractériſent ; il verra le malade dans le délire , reſpirant avec peine, ayant une fièvre ardente, accompagné d'un poulx dur & gêné , des maux de tête violents, des nauzées, des friffons, des ardeurs d'urine, des rougeurs aux yeux, qui lui feront craindre une inflammation prochaine du cerveau, de la poitrine, ou des entrailles ; il fe frappera de l'état critique & dangereux de fon malade, & ne faura comment faire pour remédier à tant de maux accumulés les uns fur les autres ; fa première idée l'invite à employer les faignées redoublées, pour vaincre la réfiftance des fymptômes qui l'épouvantent, fans favoir que s'il met cette idée en exécution, fon malade périra fans reffource ; parce qu'en diminuant le volume du fang effentiellement néceffaire pour chaffer fur la peau la matière de la petite vérole, le fang n'aura plus la force d'opérer la révolution que la nature exige pour fe dégager de la matière qui l'opprime, & la mort fera la fuite d'une conduite fi peu conféquente.

Mais un Médecin accoutumé à traiter des petites véroles de toutes les efpèces, ne fera pas étonné des fymptômes multipliés dont il fera fpeêtateur ; il s'occupera à les réprimer fans rien diminuer de la force du fang ; il travaillera à détruire fa trop grande

raréfaction & fa chaleur exceſſive , en neutralifant en partie l'acrimonie & la caufticité
de la matière vérolique ; par ce moyen ,
après avoir diminué la grande chaleur du
fang , fans avoir porté aucune atteinte à fa
force , il mettra fon malade en état de fupporter le traitement que nous allons indiquer , & que nous avons éprouvé nous-
même avec le plus grand fuccès dans une
infinité de circonftances très-critiques.

Le traitement que nous avons coutume
d'employer , nous décide quelquefois à ordonner une faignée du bras ou du pied ,
fuivant l'exigence des cas. Lorfque le fujet
eft pléthorique , ou que le poulx eft dur &
enfoncé ; cette faignée doit fe faire dans la
vue de donner au fang plus de liberté de
circuler & non de détruire la fièvre qui eft
néceffaire , lorfqu'elle n'eft pas exceffive. Immédiatement après , nous donnons une dofe
d'émétique en lavage , pour diminuer la violence des fymptômes effrayans de la maladie ,
& débarraffer les premières voies des matières
dont il eft furchargé ; ces préalables remplis ,
nous employons la boiffon copieufe de l'Eau
Minérale Antiputride , qui , en faifant ceffer
promptement & par degré l'exceffive cha-

leur & la raréfaction du fang , diminue par fon acide la force du levain de la petite vérole , qui eft un alkali des plus violens & des plus exaltés qu'il foit poffible de connoître dans le nombre des maladies qui affligent l'humanité.

On doit augmenter ou diminuer la boiffon de cette Eau, fuivant le befoin qu'on a de diminuer ou d'augmenter le mouvement du fang, & fa chaleur, afin de lui conferver un degré de force affez puiffant pour porter continuellement du centre à la circonférence , la matière de la petite vérole, pour que l'éruption foit complette , en évitant que la trop grande chaleur ne rende la lymphe coëneufe & inflammatoire , au point d'occafionner des ftagnations qui deviendroient gangrêneufes & mortelles.

La décoction d'orge , plus ou moins épaiffe, fuivant le degré de fièvre que le malade éprouve , étant adoucie avec un peu de fucre, doit lui fervir de nourriture pendant les fept premiers jours de fa maladie. Quand on peut faire du bouillon avec du veau ou du poulet & un peu d'ofeille , on eft certain

de pourvoir fuffifamment à fa fubfiftance,
fans porter du feu dans fon fang; fes boiffons, en général, doivent toujours être raf-
fraîchiffantes & aigrelettes; on peut également lui donner à boire quelquefois du
petit lait, quand on en a, en y ajoutant
une demi-cuillerée à bouche d'Eau Antiputride pure fur chaque pinte.

Razès, qui a le mieux écrit dans l'ancien
tems fur le traitement de la petite vérole,
convient qu'il employoit dans cette maladie,
les acides nitreux & les végétaux, comme
le citron & le vinaigre.

Sydenham les recommande de même, &
tout occupé qu'il étoit du defir de trouver le
fpécifique, dont nous avons fait la découverte, il en concevoit fi bien l'importance &
la néceffité, qu'il ne ceffoit d'employer les
acides dans le traitement d'une infinité de
maladies.

Le malade, pendant tout le cours de fa
petite vérole, jufqu'à fa convalefcence, qui
ne date ordinairement que du quinzième
jour, boira de tems en tems de l'Eau Antiputride préparée, dans laquelle on ajoutera
un cinquième de lait froid, afin d'éviter qu'il
ne fe coagule; cela n'empêchera pas que fa

boisson ordinaire n'ait lieu. Ces différentes boissons ont chacune différens objets, celui d'affoiblir la malignité & la force de l'alkali, du levain de la petite vérole, de s'opposer à la grande chaleur, à la raréfaction du sang & de le tempérer, rafraîchir & adoucir.

Si les Médecins & les Chirurgiens ne préviennent, avant le troisième jour, les effets des engorgemens & des stagnations, l'inflammation qu'ils occasionnent deviendra bientôt gangrêneuse & mortelle.

Les tisannes de scorssonnaire, &c., qu'on est en usage de donner chaudement aux malades, peuvent-elles tempérer, rafraîchir suffisamment, pour diminuer la trop grande raréfaction du sang & la chaleur excessive qui rend la maladie dangereuse, en rendant la lymphe coëneuse & inflammatoire? De pareils remèdes sont trop au-dessous de la résistance, pour pouvoir empêcher le progrès funeste de l'inflammation.

Ce n'est que par les boissons acidules & rafraîchissantes, ménagées avec prudence, que le Médecin ou le Chirurgien peut espérer de vaincre l'incendie considérable, que le développement de la matière de la petite vérole occafionne ; l'Eau Antiputride remplira complettement cet objet, en l'adminiftrant conformément à nôtre Formule. Il eft très-rare & même impoffible, qu'en l'employant de bonne heure les malades périffent ; il faut des caufes extraordinaires, que qui que ce foit ne peut prévoir, pour qu'on ne fauvē pas ces fortes de malades. Nous en avons traité plus de cent cinquante, à Paris, & il ne nous en eft mort qu'un feul, âgé de près de 57 ans, qui étoit à la campagne, au quarantième jour de fa maladie, lorfque nous y fûmes arrivé : ce qui prouve qu'à cette époque la maladie devient gangrêneufe & incurable, quand on n'y a pas paré.

Nous avons toujours été à tems de prévenir l'inflammation, en diminuant la raréfaction du fang, la chaleur & la fièvre, par le moyen de cet acide. Madame la Marquife de Trénel, M. de Montville fon frère, les Enfans de M. le Comte du Hautoi, & une infinité d'autres, pourroient nous fervir d'exemples, s'il étoit néceffaire d'en citer, & le R. P. Potencien de la Charité, qui a vu traiter ces derniers, pourroit confirmer l'excellence de notre traitement, qui eft très-fimple & très-facile à exécuter.

Nous n'employons ordinairement la saignée que lorsque le malade, menacé de la petite vérole, se trouve avoir le poulx plein, dur & enfoncé ; c'est alors que nous nous décidons à tirer deux ou trois palettes de sang, suivant le sujet ; non pas dans la vue de diminuer les symptômes qui accompagnent ou peuvent accompagner la maladie, mais pour augmenter le mouvement du sang & sa circulation, afin de porter plus facilement la matière de la petite vérole à la superficie du corps.

Dans le premier moment de la maladie, il n'existe pas encore d'inflammation ; c'est pour la prévenir que cette saignée devient nécessaire, elle facilite une éruption plus prompte & plus considérable.

Il n'est pas toujours nécessaire d'employer ce moyen ; car lorsque la circulation du sang est libre, ce seroit faire preuve de routine, & non de principe, que de faire faire une ou plusieurs saignées, qui ne serviroient qu'à diminuer les forces du malade, & à affoiblir le mouvement du sang, si nécessaire à la dépuration de la petite vérole & à sa guérison. Il est bon que pendant le cours de cette maladie, le mouvement de la circulation foit plus actif que dans l'état naturel ; ce n'eft que par ce moyen que l'humeur de la petite vérole fe porte à la peau , & forme l'éruption boutonnée , qui doit abfolument fe faire , pour que le malade puiffe efpérer de guérir.

On parvient aifément à fe préferver de la petite vérole , quand on eft forcé de fréquenter ces fortes de malades , par des ménagemens fur la nourriture, & fur les boif-fons trop fpiritueufes & du vin. Pour y réuffir, il eft à propos de continuer quelque tems l'ufage de la boiffon antiputride deftinée pour les malades , à la quantité de trois ou quatre verres par jour , qui fuffiront pour remplir cet objet ; l'on ne prend la petite vé-role de ceux qu'ils l'ont , qu'en refpirant l'air chargé des miafmes du levain de cette maladie qui les environne ; ces miafmes , en paffant dans le fang , procurent bientôt cette mala-die. L'Eau Antiputride a , par fon acide , la propriété de les neutralifer , à mefure qu'ils paffent dans le fang , & empêche abfolument le développement du levain de la petite vé-role. Madame la Comteffe du Hautoi eft un des plus grands exemples du fait que nous rapportons ; elle n'a jamais ceffé de voir plu-

fieurs fois dans le jour fes deux Fils atteints de
la petite vérole : elle a fuivi notre régime
qui l'en a garantie, au milieu de la contagion
la plus enflammée.

Le traitement que nous venons de conftater, eft d'autant plus important, qu'on fera
toujours affuré d'éviter toute efpèce de dépôt
à la fuite de la petite vérole, en continuant
de prendre dans la convalefcence quelques
verres de cette Eau, jufqu'à parfaite guérifon ; ce qui doit être confidéré comme un
objet de la plus grande importance, puifque
nous voyons journellement les fuites des
petites véroles occafionner des défectuofités
très-remarquables & fâcheufes.

TRAITE DES NÈGRES.

Manière de les guérir de la petite Vérole.

SI le traitement que nous venons d'indiquer pour guérir la petite vérole fur mer
& dans les Colonies, peut être regardé
comme très-effentiel à la confervation des
Marins & des Matelots, il l'eft encore bien
davantage aux Nègres, de la traite qui fe
fait fur les côtes d'Afrique, d'Afie, &c.,
puifque ces malheureux humains font placés

dans l'entre-pont des navires, prefque entaffés les uns fur les autres, & privés de toute efpèce de liberté, où le mauvais air qu'ils refpirent, & l'odeur infecte qui s'exhale fans ceffe de plufieurs fubftances corrompues, font feuls capables de produire des maladies putrides. Il eft rare que la petite vérole, (maladie contagieufe par elle-même, n'y exerce pas fes fureurs. La mortalité de quantité de Nègres de la traite, eft fouvent la caufe de la ruine des Armateurs qui la font, lorfqu'ils éprouvent cette perte par la petite vérole. Il eft difficile de pouvoir traiter à tems & dans le principe une fi grande quantité d'invidus, dans l'entre-pont, fans qu'il y ait beaucoup de victimes, fur-tout quand on n'a pas les remèdes fpécialement appropriés.

L'ufage de l'Eau Antiputride femble avoir été inventée pour venir au fecours de ces malheureux & remédier à l'impoffibilité de les fecourir fructueufement dans le lieu du navire qu'ils habitent ; car le feul & unique objet du traitement des maladies dont nous venons de parler, fe réduifant à prévenir les inflammations, & à modérer la trop grande raréfaction du fang ; on eft certain de remplir complettement cette vue

par la boiſſon copieuſe de l'Eau Antiputride
qui s'oppoſe diamétralement aux effets inflammatoires de la petite vérole. Il eſt
conſtant qu'on ſauvera les Nègres dans
le tems & le trajet de leur tranſport dans
les Colonies, en leur faiſant boire à cha-
cun par jour une pinte d'Eau Antiputride préparée pour la boiſſon , & même
deux pintes en cas d'altération conſidérable ; cette boiſſon remplira toutes les
indications en pareille circonſtance , &
ſa vertu acidule & rafraîchiſſante, empêchera la lymphe de devenir coëneuſe &
inflammatoire, ce qui détruira la cauſe primitive de la maladie des Nègres , &c., les ga-
rantira de la mort qu'ils n'auroient pu éviter.

On auroit lieu d'être effrayé de la violence
des ſymptômes que ces malheureux éprouvent quand ils ont la petite vérole, ou quelque maladie inflammatoire, ſi l'on étoit privé
du véritable ſpécifique qui peut ſeul opérer
leur guériſon dans un lieu auſſi reſſerré &
mal ſain. Mais à l'aide de ce ſecours , en leur
donnant aſſiduement , & avec abondance ,
de cette Eau minérale à boire , on ſera aſſuré
de détruire la violence des ſymptômes les
plus affreux de leur maladie, & de les garan-

tir de la mort ; cette même boiſſon les garan-
tira pareillement du ſcorbut , des fièvres
inflammatoires , malignes & peſtilencielles
qui portent un ſi grand préjudice au commerce des Nègres ſi néceſſaire dans les
Colonies.

MANIERE de traiter les playes & de les guérir.

Dans le nombre des propriétés eſſentielles que l'Eau minérale Antiputride réunit , dont elle offre ſans ceſſe les preuves les
plus évidentes & les plus invincibles , celle
de guérir les plaies & les ulcères les plus invé-
térés , n'eſt certainement pas la moindre de
celles qui doit la faire accueillir du Gouvernement. Il arrive très-fréquemment dans la Marine qu'en conſtruiſant les vaiſſeaux , ſoit en
faiſant les manœuvres ordinaires, les ouvriers
& les matelots ſe bleſſent gravement & que
la plupart de leurs plaies (ſur-tout lorſqu'elles
ſont profondes) dégénèrent en ulcères, qui
ſont d'autant plus difficiles à guérir , qu'il y
en a qui réſiſtent pluſieurs années aux meilleurs traitemens uſités de la Médecine & de
la Chirurgie.

La plaie eſt une ſolution de continuité

récente & fanglante, faite par un corps dur, perçant, ou tranchant, qui a détruit la cohérence des parties tendineuses, nerveuses & membraneuses, unies enfemble, d'avec les vaiffeaux fanguins, lymphatiques, laiteux, graiffeux & mufculeux, ce qui donne lieu à l'effufion des fluides qui y font contenus.

Les plaies les moins confidérables dérangent les fonctions des folides qui font bleffés, de même que le cours des humeurs qui circuloient dans les vaiffeaux ouverts par la folution de continuité.

Les plaies font plus ou moins dangereufes à raifon de leur grandeur, de leur profondeur, & de la nature des parties offenfées; elles font moins graves lorfqu'elles font fuperficielles, c'eft-à-dire, qu'elles fe bornent à la peau & aux chairs.

Mais lorfqu'elles coupent des tendons, ou quelque groffe artère & des nerfs confidérables, elles entraînent des dangers, qui font affez manifeftes, pour qu'il ne foit pas néceffaires de les détailler dans un Ouvrage auffi limité que celui-ci.

On fuppofe d'abord que les Chirurgiens qui, par devoir, ou par néceffité, feront dans le cas de s'embarquer pour le service de la Marine ou des Colonies, réuniront assez de capacité & d'expérience pour savoir conduire leur traitement, sur-tout dans les circonstances où il faut arrêter le sang des artères coupées qui procurent des hémorragies, & qui causeroient infailliblement la mort, si l'on se dispensoit de recourir aux secours d'usage, tels que le tourniquet ou l'agaric ; ce dernier suffit quelquefois tout seul pour arrêter les plus grandes pertes de sang, & à plus forte raison, celles qui sont moins considérables.

Les compresses trempées dans l'Eau Antiputride, mêlée avec cinq parties d'eau commune, arrêtent l'écoulement des humeurs qui suintent de toute part par les vaisseaux qui sont endommagés & ouverts ; il faut renouveller plusieurs fois dans le jour l'application de ces compresses trempées dans cette eau froide ou tiéde ; & si l'on a été obligé de se servir du tourniquet, on aura soin de le relâcher insensiblement jusqu'à ce que l'extrêmité des vaisseaux de la solution de continuité soient solidement fermés par la vertu stiptique & astringente de cette eau,

qui

qui doit néceffairement froncer & clore l'orifice de ces mêmes vaiffeaux.

Un Chirurgien habile fentira parfaitement que s'il a été obligé d'arrêter le fang de quelqu'artère confidérable, foit par le tourniquet, foit par l'agaric, qui pourroit s'être trop attaché à la plaie où il aura été appliqué, il ne faudra pas l'en arracher de force pour fe fervir des compreffes trempées dans l'Eau Antiputride préparée comme il eft dit ci-devant.

Il doit être fûr que l'agaric fe détachera de lui-même ; & comme il n'applique ces compreffes imbibées d'Eau Antiputride que pour s'oppofer toujours plus à l'hémorragie, il ne doit jamais ceffer de la craindre, tant que le refferrement de l'extrêmité de l'artère ne fera pas en état de réfifter aux battemens du cœur, qui y pouffe le fang avec plus de force dans ces occafions que dans toute autre ; c'eft pour cette raifon qu'un Chirurgien expert eft quelquefois obligé de réitérer les faignées pour diminuer la quantité & la vélocité du fang, afin de donner plus de tems aux artères coupées, & aux autres vaiffeaux qui le font auffi, de fe con=

tracter infenfiblement par leur propre reſſort, de ſe fermer, de ſe retirer ſous les lèvres de la plaie, & de ſe cicatriſer par l'effet des aſtringens.

Il eſt viſible que les ſaignées empêchent le ſang de fluer avec la même abondance & la même vivacité; mais il s'arrête inévita- blement lorſqu'on redouble l'application des compreſſes trempées dans l'Eau Antiputride; c'eſt en opérant cet effet qu'elle accélère la guériſon des plaies, & qu'elle la rend plus prompte & plus facile.

Le Chirurgien qui ſera parvenu à parer aux accidens des hémorragies, ne s'occupera plus à l'avenir à ſuivre les panſemens d'uſage, qui conſiſtent à provoquer la ſuppuration par l'application des remèdes ordinaires; ils entraînent des ſoins toujours trop longs avant d'arriver à une parfaite cicatriſation, & ſouvent des inconvéniens fàcheux; cette ſuppuration deſirée & provoquée, ne s'é- tablit que le quatrième jour, & quelque- fois plus tard; à la fin, la plaie ſe relâche, & il en ſort une matière blanchâtre, épaiſſe & gluante qui forme le pus; ce pus peut être altéré par des irritations qui dépendent des complications ; la malignité qui furvient quelquefois en pareilles circonſtances, change totalement la qualité du pus, ainſi qu'il eſt facile d'en juger par les matières rougeâtres, féreuſes & fanieuſes qui diſtilent ordinairement des plaies quand elles prennent un mauvais caractère.

La fuppuration fe forme par le fuintement des matières qui fortent des extrêmités des vaiſſeaux relâchés par la diminution de l'inflammation ; la fuppuration atténue les extrêmités de ces vaiſſeaux ; l'application de l'Eau Antiputride rend les chairs vives & les difpofe à croître & à fe régénérer.

Mais lorfqu'on fe fert de cette Eau Antiputride, comme nous l'avons dit ci-deſſus, on n'éprouve point les longueurs de la fuppuration ; les vaiſſeaux fe ferment, la putréfaction ou le pus n'ont pas le teins de fe former dans les plaies ; on éloigne les *trombus*, les élévations & les inflammations de la plaie ; on s'oppofe encore à l'ouverture des vaiſſeaux, & par conféquent aux hémorragies ; les chairs croiſſent viſiblement, & la plaie la plus profonde fe guérit fans aucune fuite mauvaife.

F 2

Ce traitement eſt d'autant plus intéreſſant à ſavoir & à pratiquer, qu'il abrége les trois-quarts des panſemens, & que les perſonnes nouvellement bleſſées ne ſont pas long-tems privées de leurs occupations ordinaires ; cet objet eſt de la plus grande importance en tems de guerre ſur mer & ſur terre, puiſque dans très-peu de jours les bleſſés ſeront en état de reprendre leurs fonctions.

Lorſque les plaies ſont ſur le point de ſe cicatriſer, on ne doit y mettre que du linge blanc & ſec, & le renouveller tous les jours ſans aucune autre application.

On obſervera ici que toutes les plaies qui ſont occaſionnées par un inſtrument pointu, & qui ne s'étendent pas au-delà du corps des muſcles, ſe guériront en moins de trente-ſix heures, ayant l'attention d'exprimer légèrement, auſſi complettement qu'il eſt poſſible, le ſang qui pourroit être reſté dans la plaie, & en appliquant de quatre en quatre heures, une forte compreſſe de ſix ou huit doubles de linge blanc ordinaire, imbibé dans le mélange de cinq cuillerées à bouche d'eau commune mêlées avec une cuillerée d'Eau Antiputride pure : ſi la plaie que l'inftrument a formé, eft confidérable, & que l'hémorragie ait été forte, on faignera le malade, on le mettra à la diette pendant deux ou trois jours ; on lui fera boire pendant cet intervalle de tems, deux pintes par jour d'Eau Antiputride préparée pour la boiffon ordinaire, on nourrira le malade avec des alimens fains, légers & rafraîchiffants.

Nous ne parlerons point ici des plaies internes qui portent fur le poulmon & fur d'autres parties effentielles à la vie, ni de celles dont les vaiffeaux coupés ont occafionné un épanchement dans quelque cavité ; ces plaies font prefque toujours mortelles, parce que le fang épanché ne peut plus être porté dans le cœur, il fe corrompt néceffairement où il eft épanché, la circulation fe dérange & fe détruit infenfiblement par cette même caufe, & fans elle l'individu bleffé ne peut pas efpérer de guérir.

Il y a des cas où les vaiffeaux du poulmon ouverts par un inftrument tranchant occafionnent des épanchemens confidérables de fang dans la poitrine, alors les faignées répétées, à l'effet d'affoiblir le mouvement du poulmon pour faire réunir & anaftomofer les extrémités des vaiſſeaux ouverts, afin deles cicatriſer, ont quelquefois heureuſement réuſſi ; ces exemples ne ſont pas abſolument rares, nous en avons été témoins ; en pareil cas la boiſſon abondante de l'Eau Antiputride contribuera infiniment à favoriſer la cicatriſation du poulmon, parce qu'elle s'oppoſe à la raréfaction du ſang, à la fièvre, & qu'elle porte dans le ſang une ſubſtance terreuſe & aſtringente qui devient très-néceſſaire dans cette circonſtance ; l'opération de l'empyême termine cette guériſon, lorſqu'on eſt aſſuré que l'épanchement qui s'eſt fait dans la poitrine eſt conſidérable.

Il eſt aiſé de voir par tout ce qui vient d'être dit que le traitement des plaies ſimples par le ſecours de l'Eau Antiputride eſt infiniment plus avantageux que celui qu'on eſt en uſage de ſuivre, puiſqu'il abrége & aſſure les guériſons, qu'il prévient en même tems les divers accidents & les évènements qui arrivent ſouvent dans le traitement ordinaire des plaies qui dégénèrent quelquefois en ulcères très-rebelles.

En effet, nous avons obſervé pendant la durée de notre pratique, que les artères par

leur propre élasticité , ainsi que les autres
vaisseaux & les nerfs, se contractent, se reti-
rent sur eux-mêmes & ferment presqu'entièrement leurs orifices , qui ne donnent que de
foibles suintemens , & que les gros vaisseaux
fermés de même par leur propre ressort &
par la propriété légèrement stiptique & astringente de l'Eau *de Beaufort;* ainsi que les
chairs & la graisse prennent leur état naturel.
Les chairs s'élèvent du fond de la plaie, se ré-
génèrent , & se cicatrisent; mais le sang &
les autres fluides acoutumés à circuler dans
ces vaisseaux, font de très-grands efforts
pour passer par les voies qui leur étoient
propres , d'où il arrive qu'à raison de la
solution de continuité des vaisseaux , ils y
excitent des battemens fréquents & réitérés
contre l'obstacle qui s'oppose à leur circulation ordinaire , jusqu'à ce que le sang ait
pris son cours par les vaisseaux collateraux ;
cet obstacle est la cicatrisation des vaisseaux
de la plaie , dont l'orifice est absolument re-
serré & fermé.

Le malade doit boire une pinte par jour
d'Eau Antiputride , préparée pour la boisson ordinaire de l'équipage. Cette boisson

êſt néceſſaire pour tempérer ſon ſang, modérer ſon mouvement, & éviter la fièvre
qui peut arriver, ainſi que l'inflammation
de la plaie, quand elle eſt conſidérable ;
d'ailleurs il peut ſurvenir des agitations, des
inſomnies, des altérations, des chaleurs dans
le corps, qui ſont ſuivies d'ardeurs d'urine, de
ſoif ; ces accidens ne peuvent ceſſer qu'en buvant beaucoup de cette Eau : l'excès ne peut
pas être nuiſible, il ne peut que favoriſer la
guériſon de cette maladie, en calmant &
purifiant le ſang, en donnant plus de forces
aux ſolides, en s'oppoſant directement à
l'appauvriſſement & à la diſſolution du
ſang, à la diſpoſition inflammatoire, dans
les cas qui pourroient y donner lieu. Au
reſte, ce n'eſt qu'en ſuivant ce régime & les
applications ci-deſſus recommandées, que
le malade préviendra la ſuppuration, la
déperdition de ſubſtance, & que les chairs
des ulcères ſe régénéreront, ſans être re-
tardées par le repompement du pus dans
le ſang & par la fièvre habituelle, qui alté-
reroient inſenſiblement ſes forces & ſa ſanté.

Quoique les moyens que nous venons
d'indiquer dans cet article ſoient certains

pour opérer la guérifon des plaies, puifque nous ne parlons qu'après l'expérience, on ne doit pas, malgré cela, s'attendre à n'éprouver aucunes indifpofitions douloureufes, qui font les fuites quelquefois des bleffures & des plaies; les inflammations occafionnées par la dilatation des vaiffeaux de la plaie, doivent quelquefois avoir lieu, & produire de la rougeur, de la chaleur une tumeur & douleur fur la plaie; mais ces effets feront toujours calmés & appaifés, en continuant d'y appliquer du charpi trempé dans l'Eau Antiputride préparée, mis au fond de la plaie, qu'on couvre avec de fortes compreffes imbibées de la même Eau, en obfervant néanmoins d'affoiblir la force de l'Eau Antiputride, au moment que les hémorragies & les fuintemens feront fupprimés; car alors on ne doit mettre qu'une cuillerée à bouche d'Eau Antiputride pure, fur douze cuillerées d'eau commune, en continuant le panfement de la même manière, jufqu'à ce que la cicatrifation foit parfaite, & que la plaie n'aye plus befoin que de linges blancs & fecs, pour la couvrir, la fécher & la faire cicatrifer.

MANIERE *de traiter les Ulcères & de les guérir.*

La folution de quelques parties moles du corps & de la peau, que l'inflammation, l'abcès ou l'acrimonie occafionnent, forme la plaie que tout le monde connoît fous le nom d'ulcère.

Les contufions, qui ne peuvent pas être réfolues par des applications fpiritueufes, de térébenthine, &c. &c., dégénèrent bientôt en ulcères, ainfi que les plaies qui ont été négligées, ou qui ont réfifté aux panfemens d'ufage.

Les parties dures de notre corps, comme font les os, font fufceptibles d'ulcérations, ou de *carie.*

On diftingue les ulcères qui viennent de caufes externes, comme de contufions ou de plaies invétérées, d'avec les ulcères, proprement dits, qui viennent de caufes internes.

On doit confidérer les ulcères fous leurs vrais points de vue, remarquer les parties où ils font placés, leur réfiftance, leur profondeur, leur grandeur, leur finus, & examiner

attentivement la nature des écoulemens fanieux, ichoreux, fœtides, malins, doulou-
reux, benins, putrides, fcorbutiques, vé-
nériens, cancéreux, fiftuleux & peftilehciels
qui en diftilent ; le plus fimple de tous
ces ulcères, & celui qui réfifte le moins
aux panfemens, c'eft celui qui ne dépend
d'aucune complication, dont le pus eft blanc,
tenace & épais.

Les obfervations continuelles que nous
avons fait dans nos Hôpitaux, pendant près
de quarante ans, nous ont conduit à fixer
invariablement notre opinion fur la caufe
effentielle de la formation de l'ulcère. Plufieurs Médecins & Chirurgiens ont imaginé
que l'acide, qui eft un corrofif, eft une des
principales caufes des ulcères ; & d'autres,
beaucoup plus clairvoyans, ont penfé qu'elle
devoit fon origine aux alkalis qui corrodent
également, à raifon de leur degré de force
& d'acrimonie.

En effet, ce dernier fentiment paroît fi
clair & fi conftant, qu'on ne fauroit le révoquer en doute, lorfqu'on confidère que
le fang, arrêté dans quelque partie où il
n'a plus de mouvement, dégénère, dès le

troifième ou le quatrième jour, en une matière purulente, alkaline, dont l'odeur infecte, putride & fulphureufe, frappe vive-
ment les nerfs de l'odorat; ce qui n'arriveroit
certainement jamais, fi la caufe des ulcères
dépendoit d'un acide, qui n'exhale aucune
odeur : d'ailleurs une multitude infinie d'expériences que j'ai fait, m'ayant prouvé démonftrativement que la matière âcre & faline
des ulcères réfifte aux acides, ce qui prouve
que cette caufe eft alkaline, & qu'elle ne
peut être détruite dans fon principe que par
l'acide, qui en eft le véritable ennemi &
le contraire ; elle prouve auffi que tous les
panfemens balzamiques & inflammables,
quelque doux qu'ils puiffent être, ne font
que des alkalis, qui ne peuvent pas guérir
les ulcères caufés par l'alkali lui-même,
d'où il découle fans ceffe une matière véritablement alkaline, puifqu'elle brûle l'iffue
d'où elle fort, & qu'elle fait une effervef-
cence, lorfqu'elle eft mêlée avec l'acide.

L'expérience journalière & confommée
que nous avons de notre Eau Antriputride,
chargée de fels neutres, qui eft un acide
puiffant, quoique adouci par un efprit ardent

tiré des fruits acides par fermentation , ne détruit point fa force & fon activité, dont les effets prouvent affirmativement ce que nous venons d'avancer fur la caufe effentielle des ulcères qui dépendent de l'akali & non de l'acide ; s'il s'agiffoit ici d'étayer notre fentiment fur des fondemens plus invincibles , l'amour naturelle qu'une infinité de perfonnes ont en partage , pour confronter la vérité des faits qu'un Auteur avance , foit pour leur propre inftruction , foit par d'autres motifs, déterminera fûrement un grand nombre de perfonnes à éclaircir inconftablement un fait que nous allons citer, & il eft poffible que le réfultat des réflexions que cet objet leur fera faire , tourne au profit de l'humanité, en fixant, une fois pour tout , leur opinion fur la veritable caufe alkaline des ulcères.

M. *de Ronfeney* , Officier invalide, avoit depuis fept ans une violente affection fcorbutique ; il étoit couvert de taches violettes, rougeâtres & jaunes ; fes gencives étoient ulcérées, fes dents noires & chancelantes ; malgré la multitude des remèdes qu'il avoit fait, d'après l'avis de plufieurs perfonnes de l'art, fa maladie avoit fait des progrès

fi grands, que, par une fuite de la putréfaction générale, occafionnée par le fcorbut
qui agiffoit fans ceffe fur les fluides & fur
les folides, il s'étoit formé divers ulcères,
qui, en fe multipliant fucceffivement fur
toutes les différentes parties de fon corps,
arrivoient jufqu'à quarante deux; dont huit
étoient plus grands que la main.

Dans un auffi trifte état, le malade,
ne pouvant plus fortir de fon lit depuis
plufieurs mois, nous fit prier par des perfonnes de confidération, de l'aller voir;
nous y fûmes, accompagnés de ces mêmes
perfonnes. Il demeuroit alors au Fauxbourg
Saint-Antoine, quartier Fontarabie; nous
trouvâmes le malade dans fon lit, couvert d'onguents, d'emplâtres; fes ulcères ex-
haloient dans fa chambre une infection in-
fupportable. Nous fîmes découvrir tous les
ulcères; ils étoient profonds, ichoreux,
calleux dans leurs bords, & d'une odeur
très-fœtide; la bouche du malade étoit
d'un rouge brun jufqu'au fond de la gorge,
& garnie d'une infinité d'ulcères autour
des gencives, les dents déracinées étoient
noires & chancelantes; fon corps étoit

couvert de taches fcorbutiques ; il étoit dans l'*atrophie* la plus grande , & avoit un dégoût général pour toute efpèce de nourriture.

A la vue de tant de maux réunis & arrivés à un fi haut période , il fe trouvoit dans le plus grand danger , le malade étoit abandonné des perfonnes qui s'étoient donné le plus grand foin pour le guérir ; nous réfolûmes de lui donner des fecours , au moins de prolonger fa vie quelque tems ; tous les emplâtres & les onguents dont il étoit couvert furent fupprimés ; nous fîmes déterger & laver les plaies avec une pinte d'eau commune tiéde , dans laquelle on mit deux fortes cuillerées d'Eau Antiputride pure. Après ce mélange , on appliqua fur les ulcères des compreffes trempées dans cette Eau préparée, avec ordre de les humecter pendant le jour , & de les renouveller tous les foirs : le malade fut mis à l'ufage de la boiffon antiputride à la quantité de deux pintes par jour, afin de détruire la caufe fcorbutique , putride & le pus repompé dans le fang. Les gargarifmes furent également employés ; le malade fuivit ce régime & fit ufage intérieurement & extérieurement de cette Eau jufqu'à parfaite guérifon. Le fixième jour du traitement la couleur des chairs , des ulcères étoit déjà belle & vermeille ; il n'y avoit plus de fibres flottantes. Les callofités & les bords des ulcères furent ramollis , & la fuppuration très-diminuée ; leur furface était feulement humeftée d'une humeur peu confidérable & glutineufe. L'accroiffement des chairs & leur cicatrifation prochaine , nous obligèrent de diminuer la force de cette Eau deftinée à la lotion & au panfement des plaies. La dofe en fut réduite à une forte cuillerée à bouche fur chaque pinte d'eau commune pour y tremper les compreffes , les appliquer pour tout panfement fur les ulcères avec la même exaftitude qu'auparavant : au moyen de ces foins , les plus petits ulcères qui n'étoient que d'un pouce & demi de diametre & de huit lignes de profondeur, furent très-promp-tement guéris , & ceux qui étoient de la grandeur de la main le furent radicalement dans moins de deux mois.

Les alimens gras furent fupprimés, les foupes maigres à l'ofeille & légumes frais & rafraî-chiffans furent préférés, afin de ne pas porter

trop

trop de feu dans fon fang. Les forces du malade augmentèrent à vue d'œil; la langue, les gencives & le palais furent bientôt réparés, les dents fe raffermirent, la nourriture fut augmentée, le malade reprit de l'embonpoint & des forces, & fut parfaitement rétabli dans peu de tems. M. *de Roncenai* demeure actuellement au-deffous de Belleville, fauxbourg du Temple, & jouit de la meilleure fanté. Lorfqu'il fut guéri, il fe préfenta à l'Hôtel des Invalides pour reçevoir fes appointemens : on héfita à le reconnoître, parce qu'on étoit perfuadé de l'incurabilité de fa maladie dont on croyoit les fuites funeftes & prochaines, à caufe de fon éthifie fcorbutique qui en avoit fait un fquelette.

Ce feul exemple nous difpenfe d'en citer d'autres de même efpèce. Notre objet en le rapportant en détail dans cet Ouvrage, fe borne à en donner connoiffance aux Médecins & aux Chirurgiens, afin qu'ils puiffent parvenir à guérir les vieux ulcères qui font fréquents dans les Hôpitaux de la Marine, & dans les Colonies où les Nègres périffent à la fuite des tems de ces fortes de maladies

G

qui caufent aux Habitans des pertes réelles & irréparables.

La boiffon de l'Eau Antiputride change promptement la mauvaife habitude du corps; elle rétablit les fécrétions en général, prévient les indigeftions, fortifie l'eftomac, donne du ton aux folides & provoque l'appétit. Ce font des vérités prouvées qui établiffent l'invariabilité des effets de ce remède nouveau, à bien des égards.

On fuppofe que les Chirurgiens qui feront dans le cas de traiter les ulcères fur Mer, dans les Colonies, &c., auront affez de connoiffances pour avoir égard aux caufes vénériennes qui pourroit y être compliquées, qu'ils fauront ouvrir les finus, &c. pour faciliter la prompte cicatrifation en les détergeant & injeɛtant au befoin avec cette Eau Antiputride préparée pour le panfement en quantité fuffifante, fuivant les ufages ordinaires, en préférant l'application de l'Eau Antiputride aux digeftifs, aux onguents, aux emplâtres qu'on avoit coutume d'employer avant notre découverte. A l'égard du vice fcorbutique, qui eft fouvent la caufe

des ulcères, ou qui les entretient, on n'aura
pas befoin de lui oppofer d'autre remède
interne que la boiffon de l'Eau Antiputride
de Beaufort, à la quantité de deux pintes
par jour. L'Eau Antiputride eft le véritable
fpécifique contre le fcorbut, & on en a la
preuve dans la guérifon radicale de M. *de
Roncenai*, Officier Invalide, &c., dont nous
rapporterons le détail de l'expérience dans
cet Ouvrage.

Nous avons obfervé, en traitant des ulcères en général, qu'ils ont fouvent différens
caractères ; nous pouvons affurer d'avoir
vu par théorie & par des expériences multipliées, que la caufe qui les entretient eft
véritablement alkaline & putride.

Il eft inutile d'entrer ici dans d'autres
détails à cet égard : il fuffira de favoir que
les ulcères en général qui ne font point entretenus par un virus *fiphilitique*, doivent être
traités de la manière que nous venons de le
dire. Lorfqu'il y aura un vice vénérien, ou
fcrophuleux qui contrariera la guérifon,
on ajoutera au traitement ordinaire (que
nous venons de fixer par l'ufage interne &
externe de l'Eau Antiputride,) les bois de

panacée mercurielle, ou le remède de *Wanf-vietin*, afin de faciliter la cure radicale de ces ulcères entretenus par un double vice.

Il eft fuperflu d'employer d'autres remèdes pour laver les ulcères ; on les détergera fuffifamment par les lotions & les injections de l'Eau Antiputride , & par l'application des compreffes imbibées dans cette Eau : les remèdes *farcotiques* ne font plus néceffaires , parce qu'il n'y en a point de plus efficaces pour faciliter l'évolution & l'accroiffement des chairs , que l'Eau *de Beaufort*.

Lorfque les chairs feront prefqu'au niveau de la peau , il ne faut les laver foir & matin qu'avec l'eau du panfement & couvrir la plaie avec du linge blanc & fec : la Nature, toujours admirable dans fes œuvres, achevera elle-même la cicatrifation & la parfaite guérifon des ulcères.

Les Chirurgiens qui favent tous réprimer les excroiffances de chair par l'alun brûlé, &c, n'ont pas befoin d'inftruction à cet égard, quand les circonftances l'exigent ; mais ces accidens n'arrivent point quand le panfement des ulcères fe fait avec l'Eau Antiputride, attendu que c'eft pour détruire les callofités, les chairs mortes & prévenir les excroiffances, que nous mettons deux bonnes cuillerées à bouche d'Eau Antiputride pure fur une pinte d'eau commune pendant les fix premiers jours, pour ne laiffer fur la plaie aucun corps étranger qui puiffe retarder la guérifon des ulcères. On l'emploiera de même lorfque les chairs monteront au-deffus du niveau de la peau.

On doit changer le régime des alimens à mefure que le progrès du panfement l'exige, en augmentant graduellement leur quantité, eu égard à leur qualité, pour qu'ils foient de facile digeftion. On peut enfuite prefcrire les alimens gras, & défendre expreffément ceux qui font falés & épicés.

Il auroit été très-facile de nous étendre davantage fur ce chapitre en nous livrant au détail des différentes efpèces & qualités d'ulcères; mais comme il ne s'agit ici que de mettre fous les yeux des perfonnes de l'art déjà inftruites de cette matière, la façon de nous conduire dans le traitement des ulcères en général, nous nous bornerons à leur obferver en paffant, que quelque foit la varia-

G 3

tion, le nombre & la qualité différente des ulcères, l'usage interne ou externe de l'Eau Antipudride dont ils pourront diminuer ou augmenter la force suivant les circonstances, suffira pour remplir toutes leurs vues pour le traitement des ulcères & pour combattre la putridité & le vice qui peut contribuer à leur résistance.

Il est important d'observer aux personnes qui se font une peine (lorsqu'elles sont âgées,) de faire fermer les ulcères qu'elles gardent depuis plusieurs années, parce qu'elles croyent que le suintement continuel des ulcères qui se fait, sert à dépurer leur sang, & à donner issue à des humeurs de mauvaise qualité qui pourroient l'appauvrir, & abréger le cours de leur vie. Cette crainte, quelque fondée qu'elle paroisse, ne doit pas les effrayer, puisque nous pouvons les assurer, d'après nos expériences réitérées, qu'elles n'ont rien à craindre, en suivant notre traitement pour la guérison des ulcères, en continuant sur-tout, pendant deux ou trois mois, de prendre tous les matins à jeun un verre de cette Eau préparée, & autant le foir, avant fouper. Cette Eau ne fouffre point de corps étrangers dans le fang ; elle chaffera pendant ce tems , par la voie des urines , les humeurs acrimonieufes , fuperflues & nuifibles. Le fang & les humeurs qui fe porteront avec trop d'abondance vers les ulcères cicatrifés , reprendront leur cours ordinaire par les vaiffeaux collatéraux qui leur font propres , & les craintes cefferont d'occuper l'imagination.

Manière de traiter & de guérir le Piam.

Le piam eft une maladie cutanée , prurigineufe , ulcéreufe , inflammatoire , contagieufe & douloureufe , accompagnée de démangeaifons & de cuiffons très-importunes.

Cette maladie participe de l'*éléphanfis* , fi commun parmi les Nègres , en Afrique & en Afie. Le virus de cette maladie fe manifefte par des éruptions *exantemateufes* , occafionnées par l'âcreté féreufe & corrofive des humeurs qui fe fixent entre les vaiffeaux excrétoires , & les fibres nerveufes & tendineufes de la peau.

G 4

Les Médecins les plus éclairés ont penfé que le piam eft une gale dartreufe & vénérienne, qui dépend d'un vice compliqué, communément héréditaire parmi les Nègres.

Les levures qui commencent à annoncer le piam, fe terminent en puftules & en ulcérations fur la peau, qui devient très-dure, rugufe & croûteufe.

Cette maladie eft difficile à guérir ; elle réfifte fouvent aux remèdes les plus ufités, & fe renouvelle fouvent, lorfqu'on croit être au moment de la guérifon.

On a penfé dans un tems que le mercure étoit le véritable fpécifique du piam, parce qu'il avoit effectivement opéré quelques légères guérifons accidentelles ; mais la réfiftance que cette maladie oppofe aux effets du mercure dans le traitement de ceux qui en font attaqués, a démontré évidemment que le mercure avoit bien quelques propriétés générales pour les maladies de la peau, mais qu'il n'en avoit point de fpécifique pour la guérifon du piam en général ; parce qu'il a non-feulement fon fiége dans le fang & dans les humeurs, mais encore

dans le corps de la peau, & des fibres nerveufes & tendineufes des mufcles qui en
font continuellement irritées & agacées.

Lorfque les ulcères du piam s'établiffent
fur la peau par des levures, il en fort une
matière fanieufe, fœtide & corrofive, jufqu'à ce que leur furface foit defféchée &
rugufe ; il s'y forme alors des efpèces de
croûtes écailleufes qui fe détachent & qui
font appercevoir dans le fein de l'ulcère une
rougeur brune & foncée, fuivie des démangeaifons & des cuiffons très-vives & difficiles à fupporter.

La peau refte inégale, raboteufe, épaiffe :
le malade maigrit ; fes jambes & fes pieds
deviennent enflés ; il tombe infenfiblement
dans la confomption, l'éthyfie, & meurt.

Le piam diffère fuivant les tempéramens
des Nègres qui en font attaqués : ceux qui font
billeux & mélancoliques, ont des ulcères
plus écailleux, plus croûteux & plus fecs
que ceux qui font phlegmatiques & fanguins ;
ces derniers ont les ulcères beaucoup plus
humides ; fanieux & quelquefois fuppurans.

Ces font ces différences fingulières qui

concourent à rendre cette maladie plus ou moins rébelle aux remèdes les plus vertueux. D'ailleurs, comme elle a son siége dans les parties vasculeuses, tendineuses & nerveuses de la peau, & dans celles qui sont adypeuses ou graisseuses sous la peau, on ne doit pas douter que tous ces obstacles n'augmentent presqu'invinciblement la difficulté de la déraciner & de la détruire ; il faut éteindre le vice dans les parties les plus éloignées du mouvement du cœur, d'où la circulation tire sa force, sa lenteur & sa foiblesse ; il faut (disons-nous,) surmonter la résistance que les solides & les fluides viciés leur présentent, par l'acrimonie corrosive & caustique des humeurs qui y sont arrêtées.

On a remarqué quelquefois des vers dans les ulcères du piam, profondément creusés par la nature caustique & brûlante de la matière, de la suppuration & de la sanie.

Cette maladie est fréquente dans la *Négritie* ; on ne doit point l'attribuer à la nature des alimens dont les Nègres se nourrissent, ni à un commerce impur, puisque les Nègrillons eux-mêmes y sont sujets, comme les Adultes ; ce qui prouve que la maladie eſt ſouvent héréditaire , & que le ſang des Nègres eſt très-corrompu.

Le mercure qui , à certains égards , eſt très - propre à combattre les maladies de la peau, parce qu'il réſoud & donne plus de fluidité aux humeurs épaiſſes , & qu'il réunit d'autres propriétés merveilleuſes , réuſſit mal dans le traitement du piam ; on voit ordinairement ſuccéder des enflures , à ſon uſage , dans les extrémités inférieures , qui produiſent des ulcères qui ne guériſſent jamais, attendu que la cauſe qui les procure eſt préciſément celle qu'on a voulu détruire & vaincre par la ſeule puiſſance de ce remède anti - vénérien , qui s'eſt trouvé impuiſſant , à bien des égards.

La meilleure manière de traiter les Nègres affligés du piam , (ſans employer une infinité de remèdes très-chers, preſque toujours infructueux ,) conſiſte à ſe conformer à notre traitement ordinaire en pareil cas, dont voici les moyens :

On fera prendre au malade , ſoir & matin pendant huit jours, un bain coupé avec un ſceau de décoction d'herbes émollientes &

réfolutives ; on lui donnera une nourriture rafraîchiſſante ; on le ſaignera du bras le neuvième jout, & on lui fera prendre, après les bains, la médecine ſuivante :

Prenez vingt grains de jalap & deux grains de gomme-gutte diagrédiée, ſix grains de ſel de tartre mêlés & formés en des bols, que le malade prendra en une ſeule doſe le matin à jeun, pour un Adulte fort.

On réitérera ce remède trois jours après, en augmentant la gomme-gutte d'un grain.

Le malade boira deux pintes par jour d'Eau Minérale Antiputride, préparée avec les deux tiers d'une cuillerée à bouche de cette Eau pure, ſur une pinte d'eau commune.

Six jours après la dernière purgation, on lui en donnera une, compoſée de même que les précédentes, avec cette différence que dans la première il y aura trois grains de gomme-gutte, au lieu de deux ; & que dans celle du ſur - lendemain, il y aura quatre grains de gomme-gutte, au lieu de trois.

La guériſon complette de cette maladie, doit s'opérer dans l'eſpace d'un mois & demi ; mais pendant ce tems, on aura ſoin de continuer les purgatifs de ſix jours en ſix jours, en fixant la gomme-gutte à trois grains; le jalap & le sel de tartre, à la quantité ci-devant prescrite, sans autre changement.

Le douzième jour, après la saignée & les premiers purgatifs, on fera prendre au malade les bains composés avec une eau sulphureuse & ferrigineuse, qu'on aura préparée dans un cuvier ; le malade s'y mettra au moins deux fois par jour, & les continuera quinze à vingt jours de suite. On prépare ce bain, en faisant bouillir dans six ou huit pintes d'eau, quatre livres d'*escories de fer* de la forge d'un Maréchal & une livre *de soufre* en bâton qu'on aura bien pilé. On versera le tout dans l'eau de la baignoire, sans autre addition : au bout de ce tems, on fera prendre une fois par jour six bains consécutifs, avec des herbes émollientes, résolutives, qui feront également mêlées avec celles qui font aromatiques.

Quand le malade sortira du bain, on aura soin de laver soir & matin ses ulcères croûteux, avec une éponge trempée dans l'Eau Antiputride qu'on préparera, en mettant dix cuillerées à bouche de cette Eau pure, sur trente cuillerées à bouche d'eau commune.

Si , malgré cette préparation , quelques-
uns des ulcères du malade réfiftoient encore
à ce panfement , alors il faudroit faire un
mêlange égal d'eau commune & d'Eau Antiputride pure pour en éponger les plaies ,
& y appliquer de fortes compreffes trempées dans cette Eau ainfi préparée ; par ce
moyen , les ulcères feront guéris , ou en voie
de fe cicatrifer fous peu de jours.

On fera prendre tours les jous au malade ,
dans les intervalles des bains & des bols
purgatifs , une écuellée de lait froid , coupé
avec une égale portion d'Eau Antiputride
préparée pour fa boiffon ; on y mettra
un peu de fucre & du pain , & il continuera ce déjeûné jufqu'à la fin du traitement , en obfervant de le faire fouper de la
même manière , & en augmentant la dofe
du lait coupé & du pain , afin d'adoucir,
de tempérer & rafraîchir le fang du malade.

Maniere de traiter & de guérir le Chic.

Le chic eft un infecte qui n'a pas plus de
trois lignes de long & environ une d'épaif-
feur. Il fe trouve dans les ordures des cannes,

dans les moulins à fucre, où les Nègres travaillent pieds nuds.

Ces infectes s'infinuent profondément dans les pores de la peau des pieds des Nègres ; ils y gênent les artères qui redoublent leurs battemens fur la partie comprimée, & rendent la douleur & l'enflure plus fenfibles & évidentes.

L'enflure augmente, le pied devient monftrueux ; il y furvient des crevaffes & des ulcères profonds, qui pénètrent jufques dans les articulations. Les os s'y carient le plus fouvent ; le Nègre devient perclus, inutile à fon Maître, & l'on eft obligé de lui couper les jambes au-deffus des malléoles, pour le garantir de la gangrêne & de la mort.

L'Eau Antiputride eft le remède le plus fûr, le plus prompt que l'on puiffe employer dans ces triftes accidens ; on peut les prévenir, en traitant la maladie du chic dans le principe de la manière fuivante.

Il faut commencer par s'affurer du lieu où le chic s'eft introduit, & y faire une petite fcarification, avec la pointe d'une lancette, à la profondeur de trois lignes, & autant dans la longueur ; on y verfera de l'Eau Antiputride pure , pour y former une légère fcarre qu'on entretiendra deux jours , en y verfant trois fois par jour de l'Eau Antiputride pure. Ces deux jours expirés, on mettra fur la plaie une emplâtre de dia-chilon gommé , pour détacher l'efcarre & établir une fuppuration dans cette partie ; on l'entretiendra cinq ou fix jours de fuite : pendant cet intervalle de tems , le chic mourra ; & l'on s'en appercevra très-facile-ment par la diminution de l'enflure, & par la ceffation du battement des artères. Alors, on fupprimera l'emplâtre , & on baffinera la plaie avec de l'Eau Antiputride , préparée fuivant la dofe indiquée pour le panfe-ment des plaies & des ulcères , afin de la cicatrifer.

On fera boire tous les jours au malade une pinte d'Eau Antiputride préparée pour la boiffon ordinaire des voyageurs, afin de calmer le mouvement du fang trop échauffé par le corps étranger du chic qui agitoit le malade , en dérangeant la libre circulation du fang dans la partie ou le chic s'étoit établi.

TETANOS,

TETANOS, ou MAL DE MACHOIRE des Enfans des Nègres, en Amérique.

Les Habitans des Colonies de l'Amérique n'auroient pas befoin d'acheter des Nègres, ni d'aller à la traite fur les côtes d'Afrique, &c. fi le *tetanos*, ou *le mal de mâchoire*, ne cauſoit la mort à tant de milliers de Négrillons, dans les neufs premiers jours de leur naiſſance. On croit que de dix de ces enfans, il en meurt ordinairement fept à huit; ce qui eſt une pèrte inappréciable pour les Habitans & pour l'Etat.

On aſſure que la ligature du nombril eſt la principale cauſe du mal de mâchoire, par l'inflammation qu'elle occafionne le troiſième jour de la naiſſance de ces enfans, qui eſt bientôt fuivie des mouvemens convulſifs de la mâchoire inférieure, qui ferme la bouche d'une manière fi forte, qu'il eſt impoſſible de faire tetter ces enfans qui meurent le neuvième jour du *tetanos*, ou *mal de mâchoire*, fans qu'on ait trouvé jufqu'à préfent aucun remède pour prévenir l'inflammation de leur nombril & des entrailles.

H

Le fang des Nègres eft fi impur, fi huileux, & épais, qu'il n'eft pas poffible qu'il ne s'arrête & ne s'enflamme par la plus petite compreffion des vaiffeaux du cordon ombilical, qui doit forcer le fang à prendre un autre cours par les vaiffeaux collatéraux.

Les obfervations qu'on nous a faites fur les moyens que nous avons indiqués, dont le fuccès femble mériter la plus grande attention, nous engagent de donner ici plus de connoiffance des précautions qu'il y a à prendre pour fauver la plus grande partie de ces Nègrillons, & peut-être la totalité à tous égards.

Pour réuffir, nous expoferons la caufe apparente de la maladie, fes effets & les moyens de la prévenir & combattre dans fon principe, autant qu'il eft poffible, de les employer fur des enfans de deux ou trois jours de naiffance.

L'inflammation du nombril étant la principale caufe du mal de mâchoire, par la ligature indifpenfable qu'on fait au cordon ombilical, fera prévenue en plongeant fix fois par jour, pendant quatre minutes, ces nouveaux nés, dans un fceau d'eau commune tiède, & coupée avec partie égale

[115]

de décoction d'herbes émollientes & rafraî-
chiſſantes, dans laquelle on aura mis demi-
cuillerée d'Eau Antiputride pure, par pinte
d'eau de ce bain.

On appliquera ſur le nombril une forte
compreſſe de linge fin trempé dans une pinte
d'eau commune, dans laquelle on aura mêlé
une cuillerée à bouche d'Eau Antiputride
pure, qu'on aura ſoin de tremper de nouveau, & de l'appliquer trois fois par jour,
au moins, en continuant dix à douze
jours de ſuite, ſans y manquer. Ces bains
ſeront réduits à deux après le neuvième
jour, juſqu'au vingtième de la naiſſance du
Nègrillon.

On fera boire à la nourrice deux pintes
par jour de cette Eau préparée, en mettant
la moitié d'une cuillerée à bouche d'Eau
Antiputride pure dans une pinte d'eau commune, meſure de Paris ; elle n'en boira
plus qu'une pinte après le ſeptième jour,
& en continuera l'uſage pendant deux mois,
pour rendre le ſang du Nègrillon plus fluide
& moins inflammable : il ne faut pas d autres
précautions pour le ſauver.

Si le nouveau né avoit quelques ſymp-

H 2

tômes de la maladie convulſive, ou *mal de mâchoire*, on lui appliqueroit ſur le champ une ventouſe ſur le dos, pour tirer une cuillerée de ſang, en réitérant ce ſecours les trois premiers jours de la maladie. On continuera de plonger le Nègrillon pendant quatre miminutes, dans le bain émollient qu'on rendra *antiphlogiſtique*, par l'addition de quatre cuillerées à bouche d'Eau Antiputride pure, dans huit pintes de la décoction qui compoſera ce bain. On continuera les applications ſur le le nombril, comme auparavant.

Si l'enfant ſe trouve mieux, & qu'il commence à avaler du lait, on prendra deux cuillerées d'Eau de la boiſſon préparée pour la nourrice, une cuillerée à bouche de lait, vingt gouttes de ſyrop de calebaſſe & trois gouttes de *teinture anodine de Sydenham*, & on fera avaler ce lait coupé par demi-cuillerées à café dans l'eſpace de douze heures ; ce qui ſuffira pour faire ceſſer dans cet état les mouvemens convulſifs du *tetanos*, & on ſauvera le Nègrillon.

Ces moyens ſont ſi ſimples, qu'il n'eſt pas néceſſaire d'en dire davantage pour que les nourrices ſoient à même de les employer, ſans autre explication.

On obfervera feulement d'empêcher les nourrices de manger des chofes trop âcres & falées, & fur-tout du *piment*, pendant les premiers mois de la naiffance de leur enfant.

FIÈVRES INTERMITTENTES, irrégulières, nerveufes, périodiques, putrides, qui font licencier tous les ans les Ouvriers de l'Arfénal du port de Rochefort, pendant les mois d'Août, de Septembre & d'Octobre.

Tout le monde connoît le caractère & la nature des fièvres intermittentes, par la fréquence du poulx & la léfion conftante des fonctions. Les friffons & la chaleur périodique, l'abattement des forces, les naufées, le mal de tête & le dégoût accompagnent ordinairement cette maladie. Les efpèces de fièvres intermittentes font fi multipliées, qu'il feroit trop long d'entrer dans un détail qu'on trouve dans la plûpart des Livres de Médecine qui traitent de cette maladie & de fes efpèces.

L'efpèce de fièvre que nous avons à traiter ici, eft particulière à Rochefort & dans fes environs : elle eft occafionnée par les miafmes de putréfaction qui s'élèvent des lieux marécageux pendant les grandes chaleurs, dont l'effet ne produit dans le principe que des fièvres intermittentes, qu'on fixe ordinairement par l'usage du quinquina, qui ne détruit point entièrement le vice en général dont les vapeurs putrides & malignes sont la première cause. C'est de ce vice, qui augmente journellement par l'infection de l'air, que dépendent les différentes obstructions dans les corps glanduleux & sur-tout dans le foie, qui font changer promptement la nature de la maladie, par le dérangement général des fonctions, par la langueur, l'appauvrissement du sang, l'abattement des forces, & la fièvre habituelle & lente qui dégénère bientôt en fièvre continue, putride, fréquemme nt maligne, qui fait périr tous les ans beaucoup de personnes dans les Hôpitaux, sans qu'on puisse en arrêter les effets à tous égards.

L'expérience qu'on a dans ce port depuis plusieurs années, a fait licencier tous les ans, même en tems de guerre, la plus grande partie des Ouvriers qui sont ordinairement employés dans ce port, afin de les garantir des effets funestes de ces maladies périodiques.

Nous avons pensé que cette maladie intéressoit assez la Marine, pour devoir la comprendre dans le nombre de celles que nous venons de rapporter dans l'Ouvrage succint qui nous a été ordonné, pour constater d'une manière exacte & méthodique, par *une Formule très - détaillée*, l'administration de l'Eau Minérale Antiputride *de Beaufort* dans les cas relatifs à la Marine, où elle peut être employée avec succès.

C'est en conséquence de cette détermination, que nous traçons ici le traitement que nous avons pratiqué heureusement par le secours de l'Eau Minérale Antiputride, en pareille circonstance. D'autres Médecins, d'après nos avis, ont également réussi à prévenir la mortalité, en traitant ces sortes de malades avec avec les acides.

Nous rapporterons, même dans cet Ouvrage, (pour preuve de ce fait,) la lettre qu'un de ces Médécins écrivit en 1777, *à M. Vic - d'Azir*, *Secrétaire perpétuel de la Société Royale de Médecine*, en lui annonçant en même tems les effets admirables que l'ufage de cette Eau Antiputride venoit de produire dans *le Bourg de la Motte, en Dauphiné*, affligé, comme nous l'avons déja obfervé, d'une maladie épidémique la plus cruelle, où les foixante malades qui en étoient attaqués, lorfque ce Médecin y arriva, *par ordre de M. l'Intendant*, furent tous fauvés, par l'ufage d'un gobelet de cette Eau préparée, adminiftrée aux malades d'un quart-d'heure à l'autre, pendant les trois premiers jours de cette maladie, qui fut heureufement terminée dans très-peu de jours. Le même effet de cette Eau fe fit remarquer dans le même tems fur plufieurs malades attaqués de fièvres intermittentes, dégénérées, par l'abus des remèdes, &c., *en obf-tructions fcorbutiques.* Ces expreffions font fi conftantes & précifes, que nous avons dû les rapporter, ainfi que la lettre de ce Médecin, pour augmenter la confiance que mérite notre traitement, à l'égard de la maladie périodique de Rochefort, pour en arrêter, fans perte de tems, le cours rapide & funefte.

Traitement.

Lorfque nous fûmes appellés auprès des malades attaqués de la même maladie que ceux de Rochefort, notre premier foin fut de leur faire boire deux & même trois pintes d'Eau Antiputride, pendant les trois premiers jours du traitement, afin de neutralifer la matière putride, bilieufe & alkaline qui donnoit lieu à la fièvre intermittente, irrégulière & nerveufe dont il s'agit, & de rendre l'évacuation des matières morbifiques plus abondante & facile.

Les malades furent mis à la diète. Les alimens gras furent fupprimés, & ceux qui étoient rafraîchiffans & au maigre, furent préférés.

. Le quatrième jour, nous fîmes donner une dofe d'émétique en lavage, pour exprimer les glandes des premières voies & donner iffue aux matières gluantes & épaiffes, dont les parois de l'eftomac étoient tapiffés.

Le lendemain de l'émétique, les malades furent faignés pendant la chaleur de l'accès de la fièvre; la boiffon de notre Eau fut augmentée, les malades furent purgés le lendemain de cet accès , avec une médecine ordinaire , dans laquelle on avoit fait infuser un gros de quinquina , avec les autres ingrédiens ordinaires , qui servent à composer une médecine liquide en un seul verre.

Le quinquina purgatif fut employé une fois par jour dans la matinée , à la quantité d'un gros, avec autant de sel d'epsom ; le tout détrempé dans un demi-verre de vin blanc , ou de vin rouge à défaut du blanc, mêlé avec autant d'Eau Minérale de la boisson.

Nous fîmes continuer l'usage du quinquina purgatif pendant six jours consécutifs, ainsi que la boisson de l'Eau minérale *de Beaufort* à la quantité de deux & même de trois pintes par jour. Après l'usage du quinquina, nous fîmes purger le malade pendant deux jours de suite avec quatre verres de tisanne royale purgative ordinaire chaque jour , dans laquelle on avoit ajouté un paquet d'une once de petite centaurée , dix gros de sel d'Epson & un bon citron.

Les malades continuèrent l'usage des deux

pintes feulement par jour d'Eau minérale Antiputride, & furent parfaitement guéris & à l'abri des fuites que cette efpèce de fièvre intermittente périodique occafionne prefqu'inévitablement dans les lieux marécageux où elle eft ordinaire pendant les trois mois les plus chauds de l'Eté & de l'Automne.

Les malades dans l'état de convalefcence n'ont pas eu befoin de changer d'air. Il leur a fuffi de boire une pinte d'Eau Minérale Antiputride dans le jour, foit à jeun, foit dans les repas, mêlée avec du vin, fans autre remède qu'une purgation en un feul verre, comme celle que nous avons prefcrite ci-devant.

A la fin d'Octobre les malades pourront fe paffer de l'ufage de l'Eau Antiputride. Il y en a qui, par prudence & précaution, en prennent un grand gobelet le matin à jeun pendant le cours du mois de Novembre.

Nous obferverons ici, que les Officiers & les autres Marins qui font forcés par état de féjourner en tout tems dans le Port de Rochefort, ou dans les vaiffeaux, fe garantiront toujours du mauvais air & de la maladie dont il s'agit, en prenant tous les

jours , trois ou quatre gobelets de cette
Eau , ou feulement deux verres à jeun.
Cette Eau combinée , détruira toujours
par fon acide les miafmes de corruption
dont l'air fe trouve infecté tous les ans ;
elle les neutralifera & les chaffera promptement par les urines ; on parviendra à
fe garantir , au milieu de la contagion ,
des maladies les plus funeftes , prefqu'inévitables à tous égards dans les lieux où cette
maladie fe manifefte tous les ans.

Cette Eau fe prépare pour la boiffon en
mettant une demie cuillerée à bouche d'Eau
Antiputride pure fur une pinte d'eau commune ; la dépenfe eft fi peu de chofe, qu'il
ne vaut pas la peine d'en priver les matelots
qui fe trouvent dans ce Port pendant les
mois où cette maladie eft générale & dangereufe , afin de les garantir de la maladie,
& fouvent de la mort.

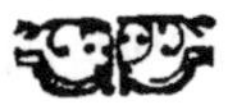

COPIE *de la Lettre écrite en 1777 à M. Vic-d'Azir, par M. Nicolas, de Grenoble, Médecin des Epidémies, Pensionné du Roi, Correspondant de la Société Royale de Médecine, au sujet des effets de l'Eau Minérale Antiputride de M. de Beaufort, aux environs de Grenoble.*

M. Nicolas rend des comptes à M. Vicq-d'Azir de différentes observations relatives à sa place de Correspondant : il ne remit à M. le Duc de Tonnerre, Commandant de la Province du Dauphiné, que les articles qui pouvoient être relatifs à l'Eau *de Beaufort* qui intéressoit l'administration, & il dit :

« *J'ai aussi à vous envoyer un Mémoire*
» *sur le traitement des maladies putrides &*
» *inflammatoires par les acides. Je me suis*
» *servi avec le plus grand succès de ceux*
» *qui ont été combinés par* M. de Beaufort
» *que je connois peu ; mais dont la combi-*
» *naison m'a paru juste. J'ai tâché de l'imiter*
» *quand je n'ai pas eu son Eau Antiputride :*
» *j'ai même réussi ; mais ma combinaison*
» *étoit plus coûteuse, parce qu'il fait la sienne*
» *en grand ; je crois que ce remède mérite*

» *l'attention de la Société. Je viens de guérir*
» *des fièvres intermittentes , dégénérées par*
» *l'abus des remèdes, en d'autres maladies ,*
» *& un scorbut affreux , &c. , par l'usage seul*
» *de cet acide combiné* ».

Signé, NICOLAS, *Médecin.*

OBSERVATION.

On a vu un nombre de personnes, même
un Corps de Médecins, fronder les acides
minéraux, & ne vouloir adopter que les
végétaux, en soutenant que les Anglois ne
se servoient jamais que de ces derniers.
Nous avons toujours soutenu le contraire,
par rapport aux expériences multipliées
que nous n'avons jamais cessé de faire depuis vingt-cinq ans, avec notre Eau Antiputride, qui est une combinaison d'acides
minéraux & végétaux adoucis qui subsistent
ensemble sans se détruire. Ces derniers, par
un esprit ardent, corrigent l'action trop vive
des premiers. L'addition de quelques sels
antiputrides, perfectionne la vertu de l'Eau
de Beaufort, dont la quantité & le long
usage ne sauroit jamais nuire.

[127]

L'Extrait du Journal des Savans de Mai
1783, *in-4°.*, page 285, tiré de la Re-
lation de deux Voyages dans les Mers auf-
trales & des Indes, 1771, 1774, par M: de
Kerguelin, commandant les Vaiſſeaux du
Roi le *Berrier*, la *Fortune*, le *Gros-Ventre*,
le *Richard*, l'*Oiſeau*, & la *Dauphine*, prouve
un fait important ſur l'uſage des acides minéraux dans la Marine Angloiſe.

« L'Auteur, (M. Kerguelin,) dans des
» Réflexions ſur le ſcorbut, donne des indi-
» cations & des remèdes. Bien des gens di-
» ſent qu'il eſt impoſſible de prévénir & de
» guérir le ſcorbut ſur mer ; *il eſt bien mal-*
» *heureux qu'une opinion ſi mal fondée &*
» *ſi funeſte dans ſes conſéquences , ait pu*
» *s'accréditer.* On voit guérir tous les jours
» des ſcorbutiques ſur mer, quoiqu'ils ſoient
» dans le dernier période de la maladie. Il
» ne s'agit que d'employer des remèdes con-
» venables. Les végétaux récens & les fruits
» mûrs, ſont les meilleurs préſervatifs & les
» meilleurs remèdes que l'on puiſſe employer.
» On ſe ſert auſſi de divers ſels fixes &
» volatils, &c. *On pourvoit les Flottes An-*
» *gloiſes d'une grande quantité d'élixir de*

» *vitriol, lequel n'est autre chose que l'a-*
» *cide du vitriol, combiné avec des huiles*
» *aromatiques. On fournit aussi la Flotte*
» *Royale d'Angleterre d'une bonne provision*
» *de vinaigre, qui est un acide végétal doux*
» *produit par la fermentation, &c. &c.* ».

Il n'y a rien de plus précis pour justifier les assurances que nous avons donné sur la nécessité d'employer *des acides puissans, minéraux combinés avec les substances qui font propres à les adoucir,* au point d'en rendre l'usage abondant & facile, sans en craindre le plus petit évènement ; bien au contraire, l'Eau Antiputride est adoucie & combinée, de manière que les enfans de trois ans en font usage dans plusieurs circonstances.

Du danger de la contrefaction de l'Eau Minérale Antiputride.

La Formule que nous venons de donner sur la manière d'administrer avec précision & méthode l'Eau Antiputride dans les maladies où elle est propre, nous ayant insensiblement conduit à faire connoître démonstrativement & par expérience nos vues, nos principes & les effets invariables de cette Eau, à

certains

certains égards, dans les différentes circonftances où elle peut être employée avec
fuccès, nous avons cru qu'il étoit de néceffité indifpenfable de donner en même
tems ici une idée générale de l'attention
& de la vigilance que la compofition de
cette Eau exige de notre part, attendu que
perfonne ne fauroit nous fuppléer. Ce n'eft
que par de longs travaux, des opérations
mille fois renouvellées, d'après *Boërhaave*,
Hoffmann & les anciens Médecins, qui les
premiers ont fait d'excellentes opérations
fur les fels acides minéraux, que nous
fommes parvenus à donner à notre découverte le degré de perfection qu'elle a ac-
quife. Elle confifte à tirer des fels vitrioliques, des intermédiaires, avec lefquels ces
fels acides ont le plus d'affinité; une préparation fpécifique de la plus grande importance pour les hommes & pour le bétail;
à diminuer la force des acides minéraux &
végétaux; *les fémi-neutralifer, en émouffer
les pointes*, pour pouvoir ufer librement à
toute heure & avec abondance, d'un acide
adouci, qui eft le premier dans l'univers
dont la Médecine tire fes plus grandes ref-

I

fources pour la guérifon des maladies les plus rébelles.

Il n'eft pas douteux que nous n'avons pu parvenir à atteindre la perfection de notre fpécifique fi defiré par les plus grands maîtres de l'art qu'en multipliant des opérations qui demandent des foins infinis, que quelques degrés de feu pouffé avec trop de précipitation, font capables de rendre infructueufes, fans pouvoir fauver le moindre débris des matières foumifes à la chaleur du bain de fable qui s'élevent & fuivent dans la diftilation de *l'alcool qui a fervi à édulcorer l'acide minéral*, afin d'en rendre l'ufage plus facile, fans danger, & propre à détruire les caufes putrides, malignes, bilieufes, fulfureufes & alkalines qui forment les principes des maladies.

Cet acide minéral uni avec les autres fubftances qui entrent dans la compofition de notre fpécifique, agit avec tant d'activité & de force fur les caufes des maladies où il eft véritablement propre, qu'on voit avec étonnement des malades défefpérés, à tous égards, fe rétablir très-promptement en bonne fanté.

Ce feroit expofer les malades à des dangers funeftes & inévitables, que de confier des opérations auffi importantes à des mains peu habiles dans la pratique de la Chimie; on a vu des perfonnes mal intentionnées s'imaginer qu'en donnant à une liqueur quelconque le degré d'acidité qu'on trouve dans cette eau, elles parviendroient à la faire paffer dans le Public pour la même que celle que l'Auteur compofe & qu'elle aurait les mêmes vertus; mais elles fe feroit trompées groffièrement, & auroient infailliblement fait des victimes, fi elles avoient perfifté dans leur premier deffein. Cependant comme d'autres perfonnes pourroient ne pas réfléchir fcrupuleufement; il eft de la plus grande importance pour le Public que le Gouvernement en impofe par des défenfes rigoureufes à ceux *qui ont ofé confeiller la contrefaction*, & encore plus à ceux qui pourroient avoir le deffein de contrefaire le fpécifique le plus utile à l'humanité qui ait exifté jufqu'à préfent.

Le Public s'appercevroit cependant bientôt de l'infidélité impardonnable que de tels ennemis de l'humanité commettroient par les effets infructueux & funeftes à tous égards qui en réfulteroient infailliblement ; & il feroit d'autant plus facile de fe défier de cette contrefaction, ¡qu'elle ne réuniroit fûrement aucune des propriétés qui fe trouvent renfermées dans la découverte que nous avons annoncée au Gouvernement , dont nous lui avons adminiftré les preuves les plus fortes & les plus convainquantes. Il feroit impoffible qu'une préparation qui exige la plus grande exactitude , tant dans le choix des fubftances différentes qui doivent corriger la trop grande force des acides, émouffer leurs pointes aiguës & tranchantes, donner la vertu qu'elle a de combattre & d'arrêter le cours des maladies dont nous avons fait mention dans cet Ouvrage , & fur - tout , *les épidémies des hommes & du bétail* , pût être parfaitement imitée par des Contrefacteurs, les plus inftruits dans la Chimie ; ils fauront feulement qu'on tire les meilleurs remèdes du vitriol qui eft le premier de tous les fels ; ils fauront, difons-nous, qu'il eft la bafe de notre Eau , puifque nous leur en avons donné dans nos Ecrits , une notion fuffifante pour n'en pas dou-

ter ; mais ils n'atteindront jamais fa perfection, ni la connoiſſance des ingrédiens ,
ni des proportions que la préparation de cette
Eau exige pour produire les différens effets
où elle eſt ſpécifique & propre.

L'on jugera ſans peine de la vérité de ce
que nous venons d'annoncer par l'expoſé
que nous avons donné de la compoſition en
général dé ce ſpécifique que nous rapportons
encore ici en entier.

*La compoſition de l'Eau Antiputride de
Beaufort eſt une combinaiſon d'acides minéraux & d'acides végétaux qui ſubſiſtent en-
ſemble ſans ſe détruire : les derniers corrigent
l'action trop vive des premiers , & par l'eſprit
ardent tiré des fruits acides par fermentation,
on rend l'Eau Antiputride anodine & cal-
mante. C'eſt ainſi qu'on compoſe avec l'huile
de Vitriol les gouttes blanches anodines
d'Offmann, dont on fait un ſi grand uſage
dans la Médecine.*

*L'addition de quelques ſels antiputrides,
perfectionne la vertu de cette Eau , dont la
quantité & le long uſage ne ſauroit jamais nuire.*

*Cette Eau ne ſouffre point de corps étran-
gers , dans le ſang ni dans aucune liqueur*

quelconque : elle précipite dans l'inſtant toutes les matières hétérogènes de ces liquides, & neutraliſe les ſels étrangers, ſans toucher à l'eſ-ſence des liqueurs.

D'après l'expoſé ſuccint que nous venons de faire des dangers de la contrefaction d'un objet de cette nature où il entre des ſubſtances nuiſibles qu'il faut rendre ſalubres, d'un uſage journalier, fréquent & facile, même pour les enfans dans l'âge le plus tendre, *en changeant la configuration des ſels ennemis en ſels ammoniacaux & amis*, on conçoit aiſément les conſéquences qui en réſulteroient. La compoſition de cette Eau, exige la plus grande attention & l'expérience la plus parfaite. Dans cet état, on ne ſauroit trop invoquer la ſévérité des loix contre les Contrefacteurs d'un objet auſſi intéreſſant pour le Public & pour la ſûreté de la Navigation, puiſqu'il n'en pourroit réſulter que des maux effrayans qui ſont bien plus aiſés de concevoir, d'apprécier & de ſentir, que de définir.

DE L'ÉPIZOOTIE qui règne tous les ans dans les Colonies de l'Amérique & dans l'Inde.

Quoique cette maladie dans les Colonies intéreffe également l'adminiftration de la Marine, il ne fera pas poffible de la rapporter dans tous fes détails, dans un Ouvrage circonfcrit & limité ; nous avons tâché de le rendre auffi fuccint qu'il nous a été poffible, en donnant connoiffance des maladies relatives à la Marine. L'Eau Minérale *de Beaufort* eft également utile pour préferver le bétail de l'*épizootie*, & le guérir quand elle eft employée avec abondance les premiers jours de l'*épizootie* ; après le quatrième jour, il n'y a plus de remède capable d'en arrêter le funefte cours.

Nous nous contenterons de donner feulement une idée légère des expériences publiques qui ont été faites dans une circonftance la plus critique, où cette maladie fit les plus grands ravages dans la Guyenne, où nous fûmes employé par l'Admimiftration de cette Province, en 1774 & 1775, Les détails que cette maladie exigeroit pour

I 4

la traiter à fonds, rendroit cet Ouvrage
fi volumineux, qu'il excéderoit les boines
qu'on nous a preſcrites ; ce qui nous oblige
d'en faire un Ouvrage particulier, pour
ſervir plus utilement aux Habitans des Colonies &c.

La maladie *épizootique* du gros bétail, eſt infiniment plus cruelle & ruineuſe en Amérique
que dans le continent de l'Europe, attendu
que les Habitans des Colonies n'ont pas les
mêmes occaſions de réparer la perte de
leur bétail qui y eſt plus rare & plus
cher.

Un moyen ſpécifique qui pourroit tous les
ans préſerver les bêtes à corne & à laine,
ainſi que les chevaux & les mulets dans les
Colonies, feroit infiniment utile & précieux.

L'Eau Antiputride, adminiſtrée au bétail
pendant les grandes chaleurs, le garan-
tiroit *de l'épizootie*, même au milieu du
foyer de la contagion. Quand on l'emploie
avec abondance les trois premiers jours de
cette maladie, on doit eſpérer de la guérir ;
mais paſſé ce tems, la ſuppuration, la
gangrêne & la mort en ſont la ſuite.

Les expériences qui furent faites à Bruges,

dans la Guyenne, *au quartier d'Embarres*, près de Bordeaux, & celle qui le fut auſſi au Château de Guigneville, ſur 200 moutons appartenans à M. *de Vichi*, ne laiſſent rien à deſirer. Ces moutons étoient attaqués d'une épidémie ſi cruelle, qu'il en mourut 85 dans vingt-quatreheures. Les 115 moutons reſtans étoient preſque agoniſans, lorſque nous leur fîmes adminiſtrer, *de gré & de force*, une quantité ſuffiſante d'Eau Antiputride, avec ordre d'en continuer l'uſage pendant quatre jours ; ce qui fut exécuté avec tant de ſoin, que les 115 moutons reſtans furent tous ſauvés, ſans qu'il en mourut un. Le Procès-verbal en forme, que ce Magiſtrat fit dreſſer pour le bien public & celui de l'Etat, fut envoyé à M. *Bertin*, alors Miniſtre, ayant le Département de l'Ecole Vétérinaire. Ce Miniſtre écrivit une lettre honorable à M. *de Beaufort*, qui fut dépoſée, avec le Procès-verbal, au Secrétariat de l'Académie Royale des Sciences de Paris.

Les expériences faites dans la Guyenne, prouvent également pluſieurs faits intéreſ-ſans ; ils fixèrent invariablement l'opinion qu'on doit avoir de la caufe de l'épizootie, en indiquant d'une manière précife & certaine, le moyen de préferver le bétail de cette maladie, & de le guérir par des acides puiffans, comme l'eft celui de l'Eau *de Beaufort*, en les adminiftrant en quantité fuffifante les trois premiers jours de la maladie.

Toutes ces expériences ont été faites pour prouver qu'on peut garantir le bétail de cette maladie, au milieu de la contagion la plus active. M. le Commandant de la Province nous fit marquer un logement, & nous fîmes mettre des vaches faines dans une étable, à Bruges, à deux lieux de Bordeaux ; on y plaça deux vaches qui mangeoient & buvoient également trois fois par jour de l'eau commune, dans laquelle nous fîmes ajouter de l'Eau Antiputride ; on y fit entrer des vaches *peftiférées* qui y moururent dans quatre jours.

M. le Commandant ordonna une feconde expérience, en faifant introduire d'autres vaches attaquées d'*épizootie*, qui moururent auffi dans quatre jours. M. le Comte *de Fumel* voulut que les vaches faines fuffent foumifes à une troifième expérience ; le fuccès fut le même ; & pour rendre l'expérience plus rigoureufe, nous fîmes entrer dans notre écurie un plus grand nombre de bœufs & de vaches malades, qui moururent également pendant que les vaches faines *engraiffoient*.

Des bruits affreux qui annonçoient la réfolution que des gens intéreffés à empêcher le fuccès de cette expérience, avoient de faire empoifonner les vaches faines de notre expérience, nous obligèrent d'en porter des plaintes à M. lé Comte *de Fumel*, qui fit mettre une Sentinelle dans le jour devant l'étable de nos expériences.

Il s'étoit élevé une opinion pendant ce tems, qui parut mériter la plus grande attention de la part de M. le Commandant de la Province. Des Médecins qui avoient fait inoculer des vaches faines pour leur communiquer la maladie, & fait d'autres opérations, pour favoir fi elle étoit véritablement *contagieufe ou non*, publièrent que la maladie du gros bétail, qui faifoit tant de ravage dans la Guyenne, n'étoit pas contagieufe. M. le Comte *de Fumel* nous en fit part, en nous obfervant que fi la maladie n'étoit pas contagieufe, il ne feroit pas néceffaire de prendre autant de précautions qu'il en prenoit, pour empê- cher la communication du bétail fain dans les lieux où la maladie s'étoit manifeftée; qu'il lui importoit & au Gouvernement de s'affurer de ce fait. Nous lui infpirâmes un moyen infaillible à cet égard, il fut exé- cuté & fuivi du fuccès que nous lui avions annoncé, pour prouver que la maladie étoit *contagieufe*.

En effet, M. le Commandant fit venir une vache très-faine, tirée d'un Village où la maladie ne s'étoit point encore établie. On fit un verbal: on l'introduifit dans l'écurie, à côté d'une des vaches malades, à une heure déterminée. On la fit manger & boire; il fut convenu qu'on ne lui donneroit point d'Eau Antiputride pour la préferver de la contagion, & qu'au contraire, fi elle prenoit la maladie, qu'on la laifferoit jufqu'à ce qu'elle fut morte; qu'on obferveroit la durée du cours de fa maladie, & que l'ouverture de fon cadavre en feroit faite de la même manière que nous l'avions fait faire, pour favoit fi l'on y trouveroit les mêmes parties gan-grênées que nous avions remarqué à toutes les vaches mortes de cette maladie, qui avoient été ouvertes. Cet ordre fut exécuté: la vache faine fut introduite dans notre écurie pour y prendre la maladie, elle la prit effectivement *dans vingt-deux heures;* elle vécut cinq jours, & fut ouverte. On lui trouva les mêmes fymptômes qu'aux autres, & il fut prouvé, fans réplique, que la maladie étoit *contagieuse,* & qu'on ne fauroit prendre trop de précaution pour empêcher la communication des beftiaux des lieux infeétés, d'avec ceux qui ne l'étoient point.

Il y a d'autres détails infiniment inté-reffans, nous les réfervons pour l'Ouvrage particulier que nous devons faire de cette maladie pour les Colonies, comme une fuite de l'ordre qui nous a été donné; nous expoferons feulement ici la divifion de notre Ouvrage fur *l'épizootie,* pour en donner une idée qui puiffe intéreffer le Gouvernement & le Public.

Notre deffein eft de divifer notre Ouvrage en cinq Parties.

Le premier Chapitre, fixera le caraétère

& l'efpèce de *l'épizootie* qui a régné dans la Guyenne, en 1774 & 1775.

Le fecond, démontrera inconteftablement fa contagion & fa malignité.

Le troifième, expofera les principes & les règles du traitement méthodique & fimple de cette maladie, fuivie de plufieurs guérifons éclatantes, à la première époque de l'épizootie.

Le quatrième, conftatera l'incurabilité de cette épizootie à la feconde époque du cours de cette maladie, ou du quatrième jour de fon apparition.

Le cinquième, enfin, ne laiffera aucun doute fur le moyen de préferver le bétail dans les Campagnes, au milieu de la contagion.

Nous fommes d'autant plus flattés de remplir cet objet important qui intéreffe effentiellement le Public & le Gouvernement, que l'ouvrage que nous fîmes à Bordeaux, que M. l'Intendant de la Province fit imprimer & diftribuer, nous méritèrent des lettres des Miniftres & des Commandans de la Province fi flatteufes, que nous ne pouvons mieux faire que de les inférer dans ce Chapitre, pour donner plus de confiance aux Habitans des Colonies, s'ils veulent employer nos moyens uniques, nouveaux & expérimentés, pour leur propre utilité, & la confervation de leur bétail.

COPIE de la Lettre écrite de Bordeaux le 25 Novembre 1774, à M. FAURE DE BEAUFORT, ancien Médecin ordinaire du Roi, par M. le Comte de FUMEL, Commandant de la Province.

J'ai fait paffer fur le champ, Monfieur, à l'Imprimeur la recette que vous m'adreffez; je compte en avoir demain matin des exemplaires, & j'en enverrai aux Miniftres: j'aurois defiré que votre Confultation y eut été jointe.

Je ne faurois trop vous remercier, à mon particulier, des fervices que vous rendez à la Province, & je ne faurois trop dire aux Miniftres, le zèle avec lequel vous vous êtes porté à faire le bien public. Je vous renouvelle mes remerciemens & les affurances des fen-

timens avec lesquels je suis , Monsieur ,
votre très-humble & très-obéissant seviteur.

Signé , le Comte DE FUMEL.

COPIE de la Lettre écrite de Versailles,
à M. FAURE DE BEAUFORT, ancien
Médecin ordinaire du Roi , à Bordeaux,
le 22 Décembre 1774, par M. DE SARTINE,
Ministre de la Marine.

J'ai reçu , Monsieur, avec la Lettre que
vous m'avez fait l'honneur de m'écrire , le mémoire sur l'Épizootie, qui afflige la Guyenne
& les pays circonvoisins. Les soins que vous
vous êtes donnés pour connoître & traiter
cette maladie, ne peuvent que faire honneur
à votre zèle & à vos talens. Je ne puis trop
vous engager à continuer à les employer aussi
utilement. Recevez mes remerciemens de votre
attention, & soyez bien persuadé des senti-
mens avec lesquels j'ai l'honneur d'être ,
Monsieur, votre très-humble & très-obéissant
serviteur.

Signé, DE SARTINE.

A

A Versailles, le 23 Décembre 1774.

J'ai reçu, Monsieur, votre Lettre du 10 de ce mois ; je ne puis qu'applaudir à votre zèle & à vos succès contre la maladie Épizootique qui règne dans la Guyenne. Si vous avez quelques éclaircissemens à donner à ce sujet, il faut les adresser à M. Bertin, qui est chargé du Département.

Je suis, Monsieur, &c.

Signé, DE MAUREPAS.

A Monsieur Faure de Beaufort, Docteur en Médecine, à Bordeaux.

A Versailles, le 26 Décembre 1774.

J'ai reçu avec plaisir, Monsieur, la Consultation que vous avez bien voulu m'envoyer sur la maladie épizootique qui règne en Guyenne ; je prends trop d'intérêt au bien de cette Province, pour ne pas vous engager à y continuer les opérations dont vous me marquez les heureux succès.

K.

Je vous prie de vouloir bien me mander quand l'expérience du préservatif aura été faite, ſi elle a réuſſie.

Je n'ai point d'ordre du Roi pour aller à Bordeaux ; mais ſi Sa Majeſté m'y envoye, je ſerai très-aiſe de vous y voir, & de vous aſſurer des ſentimens d'eſtime & de conſidé-tation, avec leſquels je ſuis, Monſieur, votre rrès-humble & très-obéiſſant ſerviteur.

Signé, le Comte DE NOAILLES Duc
DE MOUCHY.

A Monſieur Faure de Beaufort, Médecin à Bordeaux.

MANIERE de garantir & de guérir les Matelots & les Marins de la peste, sur les mers du Levant, d'Égypte, &c.

LA peste est de toutes les maladies la plus cruelle & la plus funeste qui aflige l'humanité; elle est presque périodique dans le Levant, à Constantinople & en Égypte. Cette maladie peut infecter dans très-peu de jours les équipages des vaisseaux de la Marine Royale & Marchande, & leur causer des pertes irréparables.

Il y a des années où cette maladie est universelle en Égypte, sur-tout lorsque les rosées ne sont pas journellement abondantes, pour rafraîchir l'air & diminuer l'excessive raréfaction de ce fluide, qui, en perdant son élasticité & son ressort par les chaleurs brûlantes qui y règnent, donne lieu à la stagnation du sang dans le poulmon, & cause la difficulté de respirer, l'inflammation du cerveau & des entrailles, sans qu'on puisse en arrêter le cours funeste.

De tous les remèdes dont les caisses médicamenteufes des navires font compofées, il y en a très-peu qui conviennent au traitement de la pefte. Il n'y a point de Chirurgien fur les vaiffeaux, (nous ofons l'avancer,) qui puiffe avoir affez de connoiffances pour fe flatter de traiter la pefte avec fuccès. 1.º Il faut connaître parfaitement cette maladie & la nature de fon venin ; 2.º les effets prompts qu'il produit fur les malades, 3.º & finalement les remèdes qui ont affez de force & de vertu pour rendre impuiffant (dans l'inftant) le venin fubtil & contagieux de la pefte, pour qu'il ne continue point fes funeftes ravages, qui font fi prompts, que ceux qui font attaqués de cette horrible maladie, périffent quelquefois dans 24 héures, ou fubitement.

Nous avons penfé que ce ferait rendre un grand fervice à la Marine Royale & Marchande, que de donner dans cet Ouvrage, *qui nous a été ordonné*, des notions fuccintes, mais fuffifantes, pour mettre les Chirurgïens, qui font deftinés à s'embarquer, à portée de connaître la caufe de la pefte, la nature de fon venin, & fa force fur nos corps, pour pouvoir oppofer fur le champ

les remèdes qui peuvent furmonter la réfiftance de cette violente maladie, afin d'en
arrêter les progrès funeftes, & fauver les
malades de la mort.

Les expériences que nous avons faites
des effets de notre acide combiné, qui ont
arrêté le cours des fièvres malignes épidémiques & peftilencielles, nous perfua-
dent que l'on arrêtera de même les effets
de la pefte, qui eft une maladie du même
genre, dont l'efpèce eft fupérieure à la
fièvre maligne, épidémique, qui fe manifefte fouvent en France & dans les pays
les plus chauds.

Nous avons cependant des notions, depuis
plus de 20 ans, des bons effets que notre Eau
Antiputride a produit au *Grand Caire*, pendant la pefte, & dans d'autres circonftances,
à *Smirne*, à *Alep*, à *Diamète*, à *Alexan-
drie*, &c., où les fièvres font ordinairement
peftilencielles.

Nous pouvons affurer, par les expériences
les plus frappantes que nous avons de la
guérifon de quantité de fièvres malignes qui
avaient plufieurs fymptômes propres à la
pefte, qu'en donnant plus de force à la

boiſſon de notre Eau dans le traitement de la peſte, & en rapprochant le tems de la boiſſon, on parviendra, ſuivant toute apparence, à la guérir, lorſque la gangrêne n'aura pas rendu la maladie incurable.

Nous donnerons, à cet effet, le moyen de renforcer la boiſſon, pour arrêter avec ſuccès le progrès de la peſte, & pour s'en garantir au milieu de la contagion; ce qui ſera moins difficile que le traitement de cette maladie cruelle, qui ſera preſque toujours incertain juſques au ſeptième jour de la maladie.

La peſte eſt un des fléaux le plus redoutable qui dévaſte les contrées, par un venin contagieux répandu dans les airs, dans les pays chauds, qui enlève les malades preſque ſubitement, & avant qu'on ait le tems d'employer des remèdes ſuffiſans & propres pour en combattre la cauſe *alkaline* & venimeuſe.

La fuite parut aux anciens Médecins le meilleur remède pour éviter la peſte; mais ce parti n'eſt pas praticable lorſqu'on eſt ſur mer, & que le devoir nous force de ne pas nous en écarter, comme il arrive dans les armées navales.

Le meilleur moyen seroit celui de pouvoir se préserver de cette maladie, par des remèdes simples, peu coûteux, & faciles à être administrés aux Matelots, aux Soldats, &c., dans le milieu de la contagion, lorsque des circonstances obligent la Marine de pratiquer les mers où la peste est fréquente.

Nous sommes très-persuadé que le moyen que nous avons, qui a toujours réussi à l'égard des fièvres malignes, épidémiques & de la petite vérole, réussira également à l'égard de la peste, en donnant quelque degré de force au préservatif que nous allons indiquer, qui sera en même tems le remède qu'on opposera à la maladie, lorsque quelqu'un la prendra dans les navires, ou ailleurs.

On connoît la peste par les symptômes qui lui sont propres. Cette maladie est plus ou moins violente, suivant les saisons ; elle dépend d'un venin répandu dans les airs, qui agit avec promptitude, & fait souvent mourir les malades subitement, ou dans deux ou trois jours. Les personnes d'un tempérament sanguin & pléthorique, cou-

rent infiniment plus de dangers que les perfonnes robuftes & celles qui s'affeſtent moins.

Les charbons, les mortifications gangrêneufes, les parotides, les bubons, le délire,
l'inflammation du cerveau, du poulmon &
des entrailles, les friffons dans le principe,
la fréquence & l'inégalité du poulx, les
maux de tête, la difficulté de refpirer, &
les fyncopes, fouvent accompagnés de
vomiffement, font les fymptômes qui annoncent l'inflammation univerfelle, qui ca-
raſtérifent la pefte, fi fréquente dans les
divers pays de la domination du Grand
Seigneur.

L'abattement des forces, l'infomnie, l'en-
gourdiffement & la pefanteur de tout le
corps, & principalement de la tête, les
douleurs, le poulx fréquent, ferré, dur &
foible, & les défaillances continuelles, font
les autres fymptômes de la pefte, qui annoncent que les nerfs & les efprits vitaux
font très-vivement attaqués.

La maladie eft très - aiguë : on prétend
que le venin qui l'a produit, y eft apporté
par les vents des pays orientaux, pendant
les grandes chaleurs, & que le venin s'infinue

dans les habits, & peut être porté fort loin, fans rien perdre de fes propriétés & de fa force.

Les Auteurs graves qui ont traité des caufes de la pefte, affurent qu’elle eft fulphureufe, putride, fubtile, contagieufe, âcre, cauftique, & par conféquent *alkaline*.

La pefte doit fon origine aux exhalaifons de mauvaife qualité qui paffent dans le fang, par le moyen de l’air qu’on refpire.

Cette maladie eft prefque toujours mortelle, lorfqu’on ne peut point l’arrêter les deux premiers jours de fon établiffement; la force cauftique & brûlante des miafmes qui enflamment & gangrênent les parties les plus effentielles à la vie des malades qui en font attaqués, fait des progrès fi rapides, qu’on n’a pas le tems de faigner fuffifamment le malade, &c.

Cette maladie fe termine différemment des autres fièvres malignes, épidémiques, qui guériffent promptement par les évacuations, les faignées & la boiffon acide de notre Eau, ou par d’autres acides, au défaut de celui-ci.

La pefte, au contraire, ne guérit que par les éruptions exanthémateufes, les fueurs, les parotides & les bubons, lorfqu'ils fuppurent, ce qui fait que les remèdes évacuans qui s'oppofent à la fueur, à la fortie des parotides & des bubons, font diamétralement oppofés aux fuccès de la guérifon de la pefte.

L'objet du traitement fe borne à faire vomir très-copieufement le malade dans le principe de la maladie, pour dégager les premières voies, & à lui faire boire nuit & jour, d'un quart-d'heure à l'autre, un gobelet d'Eau Minérale Antiputride de Beaufort, préparée pour la boiffon renforcée, telle qu'il convient de la donner en pareille circonftance, en mettant dans une pinte d'eau commune les trois quarts d'une cuillerée à bouche de cette Eau Antiputride pure. On continuera cette boiffon, ainfi renforcée, trois jours de fuite, pour neutralifer ce *venin alkalin*, qui ne réfiftera point à la puiffance de notre acide combiné, qui fera fupérieur à la force de la réfiftance de la caufe de la pefte. On continucra la boiſſon de l'Eau de Beaufort juſqu'à parfaite guériſon, en la rendant moins forte du tiers, & en en buvant moins ſouvent.

Les ſaignées du pied ſeront employées avec ménagement, de préférence à celles du bras, pour ne pas s'oppoſer à la ſortie des parotides & des bubons, dont on doit deſirer la prompte ſuppuration.

Mais on doit en même tems parer à l'inflammation qui deviendroit gangrêneuſe.

Les Médecins ont toujours été partagés ſur l'utilité de la ſaignée dans le traitement de la peſte, à cauſe des défaillances, des ſynçopes fréquentes, de la faibleſſe & de l'extrême abattement des forces, qui auroient pu faire mourir le malade ſubitement ſuivant quelques-uns, par les effets des ſaignées trop copieuſes.

Mais *Riviere*, célèbre Praticien, penſe différemment ; il ſauva les malades peſtiférés, qui furent confiés à ſes ſoins, par des ſaignées répétées de quatre & de ſix onces de ſang chaque fois, qu'il fit tirer de quatre en quatre heures, pour détruire promptement l'inflammation, en écartant les dangers de la mort inévitable, fans de pareils fecours & ménagemens.

Nous penfons auffi, d'après nos expériences fur les fièvres malignes, gangrêneufes, qu'en faignant le malade fix fois dans vingt-quatre heures, à la quantité d'une palette de fang chaque fois, on parviendra à détourner l'inflammation, & par conféquent la gangrêne, à mefure que l'Eau Minérale Antiputride neutralifera parfaitement le venin cauftique & brûlant de la pefte, & que le venin fortira par l'effet desvéficatoires, dont les fuppurations feront augmentées par la prompte ouverture des bubons, en maturité, pour entretenir la fuppuration la plus abondante qu'il fera poffible, jufqu'à la convalefcence.

Dans le commencement du traitement, on donnera trois fois par jour des lavemens compofés avec un tiers de l'Eau Antiputride de la boiffon du malade, & les deux autres tiers d'eau de fontaine.

On donnera trois fois par jour au malade une cuillerée à bouche de vinaigre antipeftilenciel du Comte de Saint-Germain, dans deux cuillerées d'eau commune.

M. de Saint-Germain, dont l'âge & la naiſſance ſont encore un myſtère, avoit parcouru preſque toutes les parties du monde, & y avoit fait diverſes découvertes utiles qui le rendoient très-important dans les pays où il paroiſſoit momentanément; il nous aſſura en 1762, à Amſterdam, où M. le Maréchal, Prince de Soubiſe, qui commandoit les armées d'Allemagne, nous avoit employé pour le ſervice du Roi, qu'il s'étoit préſervé deux fois de la peſte, par l'uſage journalier de trois cuillerées de vinaigre préparée, qu'il prit pendant la durée de cette terrible maladie, & par des acides vitrioliques qu'il préparoit d'après ſes découvertes.

Ce vinaigre répond parfaitement aux principes qui ont donné lieu à la compoſition particulière de notre Eau Antiputride & à ſes effets, pour contribuer, à ſurmōnter la réſiſtance opiniâtre & dangereuſe du venin de la peſte, & à renforcer le moyen que nous devons indiquer ici, pour en garantir ceux qui ſeront forcés de demeurer dans les pays où cette maladie pourra ſe manifeſter.

Dans le commencement du traitement, on donnera à boire pluſieurs pintes d'Eau Antiputride préparée pour la boiſſon, & trois cuillerées au moins par jour du vinaigre antipeſtilenciel, dont on trouvera la compoſition ci-après.

Dans le même jour, on donnera trois lavemens au malade, dans leſquels on mettra les deux tiers d'eau commune & un tiers d'Eau Antiputride préparée pour la boiſſon. Ce vinaigre ſervira également quand on aura la peſte, en en donnant quatre cuillerées par jour & un verre d'Eau Antiputride tous les quarts-d'heures ; on ouvrira le plutôt qu'il ſera poſſible les bubons, pour établir & entretenir la ſuppuration, ainſi que celle des veſſicatoires ; la ſuppuration ſert à faciliter la ſortie du venin de la peſte & à terminer la guériſon.

M. de Saint-Germain mettoit dans le vinaigre un acide vitriolique préparée ; mais quoiqu'il ait bien réuſſi, cet acide n'étoit ni auſſi bon, ni auſſi parfait que le nôtre qui y eſt ſuppléé.

Vinaigre antipeſtilenciel.

Prenez une pinte de bon vinaigre rouge ou blanc, ajoutez-y deux ſcrupules d'alun de *rome* ; une cuillerée à bouche d'Eau Antiputride pure , pour joindre & mêler avec une pinte d'eau commune, dans laquelle on aura fait fondre demi-livre de ſucre , pour en former deux bouteilles pour l'uſage.

La ſaignée du pied, d'après les expériences des Médecins célèbres qui ont traité cette maladie avec des ſuccès à tous égards, ont penſé qu'elle convenoit mieux que celle du bras. On doit la répèter pendant les trois premiers jours ; mais il faut faire attention de n'en pas faire , lorſque la pléthore ſera diminuée , & que l'on verra les parotides & les bubons paroître & groſſir , parce que leur ſuppuration avec l'uſage abondant de nos acides combinés , termineront la guériſon de cette terrible maladie.

On fera très-bien, s'il eſt poſſible, d'y appliquer des cataplaſmes ordinaires relâchans & maturatifs , pour parvenir à les ouvrir promptement , & à établir une ſuppuration permanente, abondante, jufques à parfaite guérifon.

Dans les autres fièvres malignes, nous ne réufliffons à les guérir que par des faignées copieufes, pour prévenir les inflammations & les fuppurations; mais la pefte, au contraire, doit fe terminer, comme la petite vérole, par la fuppuration.

Chicoineau, Ruland, Schnezberg, Mindererus, Fracaftor & Rivière, qui ont traité cette maladie avec fuccès, nous en préviennent affirmativement.

On doit tenir le ventre libre par deux verres de tifanne royale, faite avec les follicules de fenné, les tamarins, le citron, & la régliffe, *fans manne*.

On doit donner de deux jours l'un un *dilutum d'une once & demie de pulpe, de caffe dans une pinte de petit-lait*, quand on peut en avoir, en y ajoutant un grain *d'émétique*, pour faire agir ce remède dans le jour par les felles.

Le Médecin ordinaire fera le choix, fuivant les circonftances de l'un ou de l'autre de ces purgatifs minoratifs, qui ne peuvent être employés utilement qu'après le feptième jour,

jour, à moins que le calme & le relâchement des folides ne fe fut manifefté le
cinquième jour , pour en ufer avant le
feptième.

On doit donner ces remèdes légèrement
purgatifs & rafraîchiffans tous les trois jours ,
en les continuant de même pendant dix à
douze jours , ce qui fera quatre jours de
médecine.

On donnera au commencement de la
convalefcence , plufieurs fois dans le jour ,
un quart de vin ordinaire , fur trois quarts
d'Eau Antiputride préparée pour la boiffon ;
c'eft un cordial rafraîchiffant.

On doit quitter alors le vinaigre préparé,
& ne boire de l'Eau *de Beaufort* que dans
les repas , foit avec du vin , ou fans vin.
On doit toujours boire un grand gobelet de
cette Eau préparée le matin à jeun , & autant une heure avant fouper , & plus fouvent fi l'on eft altéré.

Le régime dans cette maladie doit être
fimple ; on ne donnera aucun bouillon gras
pendant les fept premiers jours de la maladie ; les décoctions d'orge , les vermi-

L

cheles , les crêmes de riz , ou le riz ,
les soupes de farine des pommes de terre ,
les panades au maigre , les œufs, le poisson
à l'huile & au vinaigre , sont les seuls alimens , avec les soupes à l'oseille , s'il est
possible d'en avoir , qui puissent convenir ,
en attendant les alimens plus solides qui ne
soient point trop salés.

On purgera deux ou trois fois le malade
dans la convalescence, si le Médecin juge nécessaire de ne le pas purger davantage. On
prendra tous les jours , ou de deux jours
l'un , des lavemens antiputrides & rafraî-
chissans, comme auparavant , afin de redonner le ton & le ressort que les entrailles
avoient perdu, par la phlogose générale ,
qui annonçoit , avant les saignées & l'usage
de l'Eau Antiputride , l'inflammation gangrêneuse très-prochaine par l'alkali volatil
du venin subtil de la peste , généralement
répandu dans toutes les parties du corps &
dans le cerveau.

Notre traitement, par un acide puissant
& concentré qui est joint à des sels antiputrides combinés , est, *sans la moindre*

exagération, le plus fpécifique de tous, pour arrêter le cours des maladies peftilencielles & les guérir, & il doit, à plus forte raifon, les prévenir lorfqu'on en fera ufage, ainfi que du vinaigre antipeftilenciel, dans tous les pays où cette maladie contagieufe exerce fes cruels ravages, ainfi que nous l'indiquerons : on en a deux exemples dans la Marine de Toulon, qui ne permettent pas de douter des faits que nous avançons à cet égard.

En effet, la Frégate la Topaze ne dépofa-t-elle pas il y a plufieurs années plus de quatre-vingt-un malades, ayant des bubons, des parotides, des charbons & des mortifications fur les parties les plus délicates qui étoient noires, ainfi que la langue, avec délire, qui firent caractérifer cette maladie d'un miafme & d'une parotide peftilencielle ? Le Capitaine de cette Frégate, nommé M. le Marquis de Taillade, n'en fut il pas attaqué avec perte de connoiffance, fuivie d'un hoquet inflammatoire pendant plufieurs jours ?

Ces malades, dont on avoit voulu défigurer le caractère , pour rendre la cure, par les acides *de Beaufort* , moins importante , ne furent-ils pas tous fauvés, excepté un , au grand étonnement du Public & des Officiers de la Marine ?

Un évènement très-récent qui s'eft paffé contradictoirement au Lazaret de Toulon & de Saint-Mandrier , au mois de Mai dernier, fur environ fix cent malades dépofés dans ces hôpitaux par la divifion de l'Efcadre de M. le Comte d'Eftaing , venue de Cadix , qui étoient pour la plûpart attaqués de fièvre maligne inflammatoire , contagieufe , pareille à celle qui avoit réduit l'équipage de la Frégate la Topaze à la dernière extrémité, par la fièvre maligne peftilencielle , dont les fymptômes , ci-devant détaillés , en conf-tatoient évidemment le caractère ; ces malades , difons-nons , ne furent-ils pas traités fans fuccès pendant les quatorze premiers jours de leur arrivée ? Si l'on avoit eu la connoiffance effentielle des effets des acides de M. de Beaufort , n'auroit-on pas réuffi à arrêter la mortalité des maladies par cet acide combiné , comme M. de Rouffieux , Médecin de la Marine, le fit au moment qu'il eut ordre de fe rendre à l'Hôpîtal de Saint-Mandrier pour traiter ces malades, comme il avoit traité ceux de l'équipage de la Frégate la Topaze quelques années auparavant, avec le plus grand fuccès?

La fatisfaction que fes Supérieurs & le Miniftre ont eu de fes fuccès contradictoires, & par comparaifon, ne fervent-ils pas à confirmer, par des faits d'expérience, ce que M. de Beaufort, frère de ce dernier, a rapporté dans le traité des maladies aiguës relatives à la Marine Royale, qui a été ordonné par la fage prévoyance d'un Miniftre de la Marine, auffi éclairé que l'eft M. le Maréchal de Caftries? En faudroit-il davantage pour fixer la confiance de la Marine royale & marchande, pour raffurer les Marins qui fréquentent les mers du levant de Conftantinople & d'Égypte, où les maladies aiguës, malignes & peftilencielles, font prefque périodiques dans ces pays-là, où elles caufent dans les comptoirs François & fur leurs navires des pertes inappréciables, fur-tout pour le commerce confidérable qu'ils y font journellement.

L 3

Nous rapporterons ici ce qu'on lit dans un Ouvrage imprimé depuis le mois de Janvier dernier, qu'on trouve dans le Mercure de France, fur les détails des Voyages qu'un Particulier a fait dans l'Afrique, l'Afie & dans les échelles du levant, qui a eu la pefte près de Smirne, où il a obfervé par les yeux de la vraie Phyfique, que le venin de la pefte eft un venin très-exalté, volatil & très-pénétrant, & que pour le combattre fans danger & fans donner le tems à cette matière fubtile & corrofive de gangrêner les malades & leur caufer la mort, il faudroit pouvoir inférer dans les veines l'efprit de vitriol, en quantité fuffifante pour neutralifer fur le champ l'alkali volatil de la pefte, qui fait périr prefque tous ceux qui ont le malheur d'en être attaqués, principalement dansles pays chauds. Nous rapporterons en entier l'article du Mercure, fur les Obfervations de ce Voyageur, à l'égard de la pefte, pour qu'on foit toujours plus convaincu que nos Obfervations fur les acides, dont on redoutoit l'ufage avant nous, fans avoir cherché à découvrir le véritable moyen de les adoucir, fans rien di-

minuer de leur vertu , & à les rendre propres aux maladies de différente efpèce , dont
la caufe dépend des alkalis plus ou moins
abondans & exaltés , qui fe font introduits
fubitement dans le fang des voyageurs & de
ceux qui fe font trouvés dans les contrées
peftiférées.

L4

EXTRAIT du Livre intitulé: *Observations
d'un Voyageur*, ou *Essais Philosophiques
sur les mœurs de divers Animaux étrangers*,
avec des Observations relatives aux principes & usages de certains Peuples, ou
Extrait des Voyages de M. ***, en
Asie, communiqués à M. de Buffon,
imprimé avec Privilége du Roi, chez
Couturier, Libraire, quai des Augustins,
en 1783, page 224.*

L'Auteur, après avoir fait la description
de tout ce qu'il a souffert, quand il fut attaqué de la peste à deux journées d'Aleph,
dit : « Qu'il s'est apperçu que le virus pes-
» tilenciel n'est qu'un ferment alkali de
» l'éthèr, dont l'effet est de pénétrer & dé-
» composer la masse des humeurs, par le
» procédé qui les assimile à sa propre nature.

» Qu'il est convaincu qu'il ne s'agiroit,
» après avoir promptement dégagé les pre-
» mières voies, que d'introduire dans les
» veines du malade, en un seul jour, mais
» avec grande circonspection, & à deux ou

» trois reprifes, une ou deux gouttes d'un
» efprit acide, anticeptique, capable de ré-
» tablir l'équilibre néceffaire à la vie, en
» neutralifant l'alkali, qui eft le principe de
» la mort d'un peftiféré ».

Il ajoute, « que c'eft ainfi que, par une
» caufe à-peu-près contraire, l'on voit cer-
» tains Égyptiens ou Arabes, & auffi divers
» animaux dont le fang eft tellement faturé
» de parties alkalines, qu'ils n'ont rien à
» redouter de la morfure des vipères, dont
» le venin eft un acide exalté ».

Les réflexions que le peftiféré Philofophe
fait aux environs de Smirne, ville de la
Turquie, fur la nature du venin exalté de
la pefte, font fimples & naturelles. Il juge
par les effets qu'il éprouva de cette maladie, qu'il n'y a que l'alkali fubtil & abondant qui ait pu les produire, & que l'a-
cide dans l'univers en eft le plus puiffant
fpécifique, pour détruire l'alkali cauftique
& venimeux qui produit la pefte. Il juge,
comme tous ceux qui ont fait des recher-
ches fur les caufes de la pefte, en dé-
montrant affirmativement comme eux qu'elle
dépend des miafmes de putridité les plus

corrompus & évolatilifés, par les effets des chaleurs qui ont élevés dans les airs ces corpufcules malins & pénétrans, dont l'acrimonie eft fi brûlante, fi corrofive & fubtile, qu'elle agit fur le champ fur les corps vivans qui ont le malheur d'en être infeétés. Il voyoit fur lui-même les effets des propriétés des alkalis volatils, qui ne pourroient être réprimés & détruits que par l'acide vitriolique, qui en eft le véritable ennemi & le contraire.

Ce Philofophe, qui n'avoit pour lui que les lumières de la Phyfique & les effets de la pefte dont il étoit attaqué, fit également des réflexions fur l'air qui étoit chargé de tous les miafmes putrides, fubtils, volatils & corrofifs de la pefte. Il jugea que la chaleur exceffive les avoit élevés de la furface de la terre, & fur-tout des lieux marécageux en partie defféchés, où fe trouvoit le foyer de·la contagion. Il conçut en même tems que cet air devait être exceffivement raréfié & prefque fans reffort, puifqu'il gênoit la refpiration des malades & de ceux qui ne l'étoient point, & qu'en pénétrant les véficules du poulmon, il n'avoit pas affez d'élasticité pour les remplir & détendre, afin de rendre la respiration libre & aisée, en donnant un mouvement plus régulier & complet à la circulation du sang, pour l'empêcher de s'arrêter & de s'engorger dans les viscères par la lenteur de sa marche, & par le défaut d'action de l'air sur les vaisseaux du poulmon. Il conçut aussi tous les dangers de la stagnation du sang, qui annonçoient l'inflammation, la gangrène prochaine, & conséquemment la mort. Les observations que ce Philosophe pestiféré faisoit, d'après les expériences des effets de la peste, étoient vraies & évidentes ; il ne voyoit aucun remède pour rétablir l'air dans son premier état, afin de lui redonner sa première propriété de force, d'élasticité & de ton, que l'acide seul, par des rosées abondantes dans les climats chauds sujets à la peste, où il ne pleut jamais, comme dans l'Egypte, pouvoient réparer, en remettant l'air dans son premier état, & en *décurtant* ses parties rameuses portées au-delà de leur ressort, par les effets des chaleurs brûlantes des climats, où la peste est fréquente.

Ce Philofophe, méditant fur les propriétés de l'air, fur fes effets pendant la durée de la pefte, ainfi que fur la néceffité de neutralifer & précipiter, par un acide abondant, l'alkali volatil, dont l'air eft chargé pendant la durée de la pefte, eft fi jufte, que l'on voit les habitans de l'Egypte attendre, avec la plus grande impatience, le retour des rofées abondantes chargées des acides tant defirés, pour remplir complettement leur objet fur l'air & fur le venin fubtil de la pefte, dont il eft généralement infecté, pour en faire ceffer fur le champ les effets, & pour s'affurer de l'inftant de cet évènement fi attendu ; chaque particulier a foin de détremper dans un verre d'eau, environ deux onces de farine, qu'il laiffe pendant la nuit au grand air, pour obferver le moment où elle commencera de fermenter : les Egyptiens connoiffent par-là, le tems de la durée, ou de la ceffation de la pefte ; car s'ils apperçoivent la fermentation, ils allument fur le champ & à la même heure des feux dans toute l'Egypte, en réjouiffance de la difparution générale de ce funefte venin. Ce qui prouve évidemment que les pluies ou les rosées abondantes, chargées d'acides, rafraîchiffent l'air, précipitent les parties hétérogènes & malignes dont il eft chargé, les neutralife au point de n'en laiffer aucun veftige : cette expérience inconteftable, qui fe renouvelle dans tous les tems où la pefte fe manifefte, prouve conftamment & fans replique, que l'obfervation du Philofophe voyageur qui a effuyé la pefte, eft lumineufe & jufte, & qu'elle indique, fans aucun doute, que l'acide eft le véritable remède fpécifique de cette cruelle maladie.

Cette expérience, généralement renouvellée tous les ans en Egypte, nous engage à donner ici une idée fuccinte des propriétés de l'air, à raifon de fes bons & mauvais effets pendant le chaud & le froid, pour que ceux qui feront dans le cas de traiter la pefte ou d'autres maladies épidédémiques ou épizootiques, foient plus en état de juger des caufes de ces maladies, & des moyens les plus vertueux & propres à les combattre avec fuccès dans toutes les circonftances & les faifons, où elles pourront fe manifefter dans tous les pays de l'univers, puifque c'eft par les effets de l'air.

que les miafmes malins & peftilenciels font portés dans les diverfes contrées, où ces fortes de maladies font fréquentes & fouvent périodiques, fur-tout dans les échelles du Levant & en Egypte.

L'air eft un corps invifible qui n'affecte aucun de nos fens, que le tact quand il eft agité. Nous en fentons les impulfions; nous le condenfons, & le raréfions à volonté; il entre dans la compofition de tous les corps; il eft très-compreffible & dilatable. Son élafticité, fa denfité permanente, prouvent, quoiqu'invifible, & inodore, que c"eft un corps. Il eft l'agent le plus puiffant de la nature dans toutes fes opérations, dans les productions, dans la confervation & la deftruction des fubftances des trois règnes, & principalement dans la production des météores.

On fait mille opérations avec l'air, qui méritent la plus grande attention. Pour expliquer plus facilement fes effets variés à l'infini, on peut lire les Auteurs qui ont le mieux écrit fur la nature de l'air, fur fes propriétés & fur fes effets; nous nous bornerons ici à démontrer feulement que l'air, par fon élafticité & fon reffort, eft abſolument néceſſaire à la vie, en pénétrant dans les veſicules du poulmon, pour entretenir le jeu de la reſpiration & le mouvement perpétuel de la circulation, pendant tout le tems de la vie de tous les individus qui reſpirent.

On connoît la force de l'air, ſa dilatabilité & ſa denſité dans différentes circonſtances, qui font juger qu'il peut ſe charger de différens corps hétérogènes, diviſés à l'infini, pour les porter, à raiſon de ſes différens mouvemens, dans diverſes contrées, pour les y répandre & y produire les effets des propriétés des corpuſcules étrangers, dont il ſera chargé.

Si les corpuſcules ſont malins, il doit en réſulter des changemens dans la nature des corps qui reſpirent, parce que les mêmes corpuſcules, ou miaſmes putrides, doivent inévitablement paſſer dans le ſang, & y produire les effets dépendans du caractère de leur malignité. L'air, par lui-même, & ſans être chargé (par ſuppoſition) d'aucune matière étrangère, venimeuſe, peut encore produire univerſellement dans certains pays chauds, comme, par exemple, en Egypte,

dans l'Afie, &c., des maladies épidémiques & mortelles, fans être contagieufes.
Nous avons dit que l'air eft dilatable & qu'il
a du reffort : or, s'il arrive dans quelque
circonftance, ou quelque tems de l'année,
que l'exceffive chaleur dilate & raréfie
l'air au-delà de fon reffort, il s'enfuivra
de-là, que les corps vivans ne pourront
plus refpirer, qu'ils feront fuffoqués, enflammés & gangrênés par la ftagnation
inévitable du fang dans les poulmons, qui
ne pourra plus circuler par l'extrême diminution du mouvement de ce vifcère, dont le
concours, avec celui du cœur, étoit indifpenfable pour faciliter la libre & ré-
gulière circulation du fang, par les effets
de la refpiration que l'air feul peut entretenir.

On doit donc concevoir que fi l'air peut
produire & produit effectivement les effets
dont nous venons de parler, on doit chercher les moyens phyfiques, s'il en exifte,
contre les effets de l'air de l'athmofphére,
pour parer à des effets auffi prompts & auffi
funeftes de cet air trop raréfié.

Lorfqu'on veut faire attention aux caufes
qui

qui font propres à raréfier exceffivement l'air, on verra aifément que le feu & la chaleur en font les caufes les plus ordinaires & les plus fortes, & que l'air qui fera généralement raréfié dans un pays quelconque, par la chaleur du climat & de la faifon, ne pourra jamais manquer d'exercer fes effets, tant qu'il ne fera pas rafraîchi & remis dans fon premier état, de reffort & d'élafticité, par une caufe générale qui faffe ceffer la chaleur, & qui, en rafraîchiffant l'air, lui faffe reprendre fes premières propriétés.

Quand on eft pénétré de ces vérités, on doit chercher dans l'imagination les moyens poffibles contre des effets qui dépendent abfolument des variétés des faifons & de l'air.

Quels font donc ces moyens pour fauver les malades & fe fauver foi-même, dans un péril fi imminent & général? C'eft de faigner copieufement, d'arrofer plufieurs fois le lieu de la demeure des malades, & de répandre dans l'air avec des feringues, ou d'efpèces de pompes qu'on met dans un cuvier, pour pouffer l'eau en vapeur de toute part, pour rafraîchir l'air qu'on refpire, & redonner du ton & du reſſort à ſes parties rameuſes, trop allongées & raré-fiées ; & lorſqu'on mêlera de l'alun dans l'eau qu'on repandra , on ſera aſſuré de s'oppoſer à l'excès de raréfaction de l'air. C'eſt en buvant très-fréquemment de l'Eau Minérale Antiputride , qu'on s'oppoſera à la trop grande raréfaction du ſang, à la ſoif, & qu'on parviendra à gagner du tems , juſqu'à ce que quelques pluies, ou les roſées abon-dantes ayent répandu dans les airs des acides nitreux , ou autres rafraîchans , pour faire ceſſer la cauſe générale des inflammations, qui, ſans les matières ſubtiles & alkalines de la peſte , ne cauſeroient pas moins la mortalité générale des habitans des lieux où on éprouveroit l'exceſſive raréfaction de l'air, dont nous venons de parler.

Ceux qui ne ſont point ſur mer, peuvent habiter les caves, établir dés ventillateurs, faire arroſer le devant de leurs habitations pluſieurs fois par jour, & mouiller des tentes, des draps ſur le plancher, &c. , pour ré-parer l'air , pour écarter les effets des miaſ-mes , dont il doit également être chargé, en ajoutant l'alun , qui ne peut pas être une

dépenfe de conféquence, dont les effets ftip-
tiques & acides, relativement à la circonftance où il faut donner à l'air plus de reffort,
& détruire les miafmes venimeux dont il
peut être chargé, font plus avantageux
pour tempérer l'air, que ne le feroient les
autres acides plus coûteux.

Nous donnons ici toutes ces notions
aux Chirurgiens, qui feront fur les vaiffeaux, pour conduire leurs malades &
les individus Marins, jufqu'au tems où
l'air fera généralement rafraîchi & remis
dans fon premier état de reffort & de
falubrité, pour être délivrés des caufes funeftes qui exiftoient dans la perte de fes
propriétés.

Ce feroit prolonger cet Ouvrage au-delà
des bornes qui nous ont été prefcrites, fi
nous rapportions ici dans un long détail les
principes qui nous ont déterminé à chercher le fpécifique tant defiré, par le célèbre
Sydenham ; pour y réuffir, nous avons
long - tems médité fur l'origine de la formation des corps fublunaires, afin de pou-

voir nous former une idée probable sur leur altération & leur deſtruction, pour tâcher de la rendre ſtable & permanente par des principes évidens & par des expériences de différentes eſpèces, que la pratique ſeule dans le traitement des maladies des hommes, &c., pouvoit parfaitement conſtater, & nous mettre à même de porter des ſecours directs & aſſez puiſſans pour détruire la cauſe primitive de l'altération des corps, & les rétablir promptement dans leur premier état.

= Des réflexions ſur une ſcience conjecturale, à bien des égards, nous firent porter nos vues ſur les matières primitives & conſtituantes de tous les corps phyſiques, pour fixer l'opinion des Miniſtres de la ſanté, dont la variété infinie des ſentimens ſur les matières relatives à la théorie & encore plus ſur la pratique de la Médecine, ne peuvent ſervir qu'à les plonger dans des erreurs qui en produiſent des nouvelles, lorſque la baſe des principes n'eſt pas conſtante, claire, évidente & certaine, d'où il ne peut s'en ſuivre que des traitemens douteux & incertains, qui ne ſervent ſouvent qu'à faire des victimes, sur-tout lorsque les malades font attaqués des maladies aiguës & malignes.

Une entreptife de cette efpéce nous fit long-tems méditer ; nous fîmes mille tentatives, avec le ménagement que la prudence nous infpiroit, pour ne point faire de victimes par nos expériences, & parvenir à fixer un traitement affuré.

Ce fut après en avoir fait un grand nombre dans nos hôpitaux, où les occafions étoient très-fréquentes, que nous crûmes avoir réuffi à établir le premier Rudiment de la recherche que nous faifions des parties conftituantes des corps phyfiques animés & non animés, afin de voir clairement dans les cas d'altération ou de maladie, quelles pouvoient être les parties conftituantes ou intégrantes des corps qui pouvoient être la caufe de ces dérangemens, & de conftater, en réuffiffant à les fixer, de rendre la Médecine infiniment moins conjecturale à certains égards qu'elle ne l'étoit, en établiffant clairement & conftamment la nature des parties conftituantes & les caufes évidentes de leurs altérations ou maladies, afin de pouvoir les traiter plus directement, avec plus de connoissance & de succès.

Par le résultat de nos méditations & de nos expériences, il nous parut que tous les corps, (sans exception d'aucun), doivent être composés de deux sortes de matières ; l'une, toujours en mouvement, faisant effort pour se mouvoir, qui ne peut être que la matière de la lumière & du feu, que nous nommerons *matière active*.

L'autre, purement matérielle & indifférente pour le mouvement & le repos, qui ne se meut qu'autant qu'on la met en mouvement, & qui reste par conséquent en repos par-tout où elle peut être placée, elle nous parut devoir n'être susceptible d'aucune action par elle-même ; ce qui nous la fit appeller *matière passive*.

Il y a beaucoup d'apparence que la matière active n'est qu'une.

Mais nous avons pensé qu'il devoit y avoir un très-grand nombre de matières passives toutes différentes, & que c'est de leur combinaison, avec la matière active, que résultent les variétés des différens corps qui existent dans la nature.

Ces principes établis, il nous parut résulter que la matière de feu donne la vie à tous les êtres, & que c'est dans le juste équilibre de la combinaison de la matière active, avec les différentes matières passives, que consiste le bien, ou le mal-être des corps, & que c'est aussi de la matière de feu que dépend leur cohésion & leur liaison.

C'est la matière de feu qui porte dans l'intérieur des corps les substances nécessaires à leur croissance, à leur évolution & à leur développement, & finalement à leur aliment, afin de remplacer celles qui se dissipent en vapeurs, par la transpiration insensible.

Ce fut d'après ce tableau qu'il nous parut évident, que, pour entretenir un corps quelconque dans son premier état, ou dans son bien-être, nous devions nous attacher à découvrir un moyen certain, à tous égards, qui peut nous servir dans les occasions à maintenir une juste proportion, ou un équilibre entre la matière de feu & les substances solides qui les composent.

De toutes les substances connues qui pouvoient nous fournir le moyen dont nous faisions la recherche ; l'acide vitriolique fut celui qui nous parut devoir mieux remplir notre objet , parce que le vitriol est la subs-tance qui a le plus d'affinité avec la matière de feu , & comme l'acide vitriolique, combiné avec différentes bases ou substances , forme tous les sels connus , il devoit s'en suivre que les sels , quelque part qu'ils se trouvent , devoient renfermer plus ou moins de matière de feu , & par conséquent de matière vivi-fiante des corps.

Une réflexion naturelle nous fit voir que parmi les sels il y en a de fixes , & d'autres qui sont volatils ; les premiers nous parurent devoir fixer la matière vivifiante dans les corps , & que les seconds devoient la dis-siper.

Il est évident que lorsqu'il y aura trop de matière vivifiante dans les corps , ils tendront toujours à leur dissolution & à leur destruction , & lorsqu'il y en aura trop peu , ils dépériront & se dessécheront.

Le premier cas produit toujours le second. Trop de matière de feu tend à la fermentation, & par conféquent elle s'évolatilife, fe diffipe, & le corps dépérit & meurt.

Ce fut d'après toutes ces découvertes que nous nous fîmes des principes qui nous font abfolument propres, que nous conclûmes qu'il falloit dans le premier cas, arrêter la fermentation, & que dans le fecond il falloit également empêcher le progrès de l'évolatilifation. Pour y parvenir, nous jugeâmes que les acides feuls, combinés, variés, & diverfement adoucis & préparés, pouvoient parfaitement opérer l'un & l'autre de ces effets, parce qu'ils fixent la matière de feu', & qu'on peut augmenter & diminuer à volonté leur force, à raifon des caufes des maladies qu'on a à combattre : les expériences qui peuvent être renouvellées à toute heure, prouvent, fans réplique, que notre découverte & nos principes font évidens & juftes. Pour en mieux juger, qu'on confidère les expériences faites au Cap-François, fur 300 Soldats attaqués de fièvres malignes épidémiques ; celles fur les malades des environs de Grenoble, & du Lazaret de Toulon, dont le Gouvernement a une parfaite

connoiffance, & l'on fera à même de fentir
& de connoître l'importance de notre découverte pour le bien général de l'humanité, & pour la Marine en particulier,
dont les expériences n'admettent ni doute,
ni réplique.

Ceux qui connoiffent parfaitement la nature des corps fenfibles, leur affinité, leur
adhéfion, leur cohérence, avec leurs parties
élémentaires, les caufes de la variété infinie
de leurs efpèces, par la différence de la configuration de leurs molécules & la matière
phlogiftique qui les pénètre, leurs propriétés,
leurs fonctions, les caufes de leur altération,
auront moins de peine à fentir toute l'é-
tendue de nos principes, que ceux qui n'en
auroient que des notions imparfaites.

Les expériences rapportées dans cet Ouvrage, doivent être fuffifantes pour fixer invariablement l'opinion des perfonnes qui feroient difpofées à y former les moindres
doutes; cependant s'il en falloit d'autres,
nous en rapporterions de très - connues à
Paris, qui effaceroient jufqu'à l'ombre de
ces mêmes doutes. Elles feroient tirées en

partie de la maladie de Mademoiſelle de Cler-
mont d'Amboiſe , aujourd'hui Madame la
Maréchale de Choiſeul ; de celle de Madame
la Marquiſe de Pompignan , ſous les yeux de
M. l'Archevêque de Vienne ; ſon beau-
frère , qui étoit preſque agoniſante &
abandonnée par MM. de Vernage , Caſa-
major & Bordeu , qui ont été guéries par
nos principes , diamétralement oppoſés à
ceux qu'on ſuivoit , & finalement de celle
de Madame Homblot qui crachait abon-
damment le pus , comme les précédentes ,
& qui avoit été traitée infructueuſement pendant un an par des remèdes balſamiques &
adouciſſans , qui fut radicalement guérie dans
ſix mois par les effets de nos acides , quoiqu'elle eût craché les trois quarts d'un des
lobes du poulmon , ainſi que le verbal qui
en fut dreſſé par MM. de la Faye , Didier ,
Maître en Chirurgie , & nous , ſix années
après , lorſqu'elle mourut d'une fluxion de
poitrine , en fait foi , ainſi que de la véri-
fication de la cicatriſation parfaite du reſ-
tant de cette partie du poulmon.

Ces exemples ſont également rapportés
pour faire connoître les avantages qu'il y

aura de traiter les malades qui font dans la confomptiou & attaqués de pulmonie dans les Hôpitaux de la Marine, qui infeſtent encore davantage l'air qu'on y refpire, & y caufent des dépenfes confidérables, prefque toujours infruſtueufes.

On voit clairement, que, par l'effet de nos principes, on écarte les fyſtêmes fans bafes folides, les hypothèfes, les problêmes, les conjeſtures groffières, & prefque toutes les erreurs dont la Médecine paroît être encore infeſtée, & qu'on parvient, par un moyen bien fimple, à faire ceffer les altérations des corps, & guérir les maladies les plus défefpérées.

Tels font nos découvertes & nos principes. Au furplus, *errare humanum eſt.*

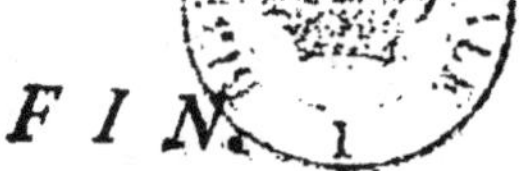

F I N.

E R R A T A.

PAGE 3, ligne 8, fur la manière dont elle doit adminiftrée: *lifez*, fur la manière dont elle doit être adminiftrée.

Page 7, ligne 1, il favoit déja par expériences: *lifez*, il favoit
déja par des expériences.

Page idem, ligne 17, lui a appris, après une infinité d'expériences réitérées, que l'Eau Antiputride: *lifez*, lui a appris
que l'Eau Antiputride.

Page 13, ligne 22, la garnifon du Cap fut diminué: *lifez*,
diminuée.

Page 25, ligne 19, agéable: *lifez*, agréable.

Page 36, ligne 15, employés: *lifez*, employé.

Page 38, ligne dernière, effuyés: *lifez*, effuyé.

Page 57, à la note, lig. avant dernière; d'Eau Antiputride pure
ou tout, ou par-tout: *lifez*, d'Eau Antiputride pure par-tout.

Page 56, ligne 4, dont il ne fera: *lifez*, donc.

Page 57, ligne 12, apporté: *lifez*, apportée.

Page 60, ligne 13, fi on les employe: *lifez*, employoit.

Page 63, ligne 8, de l'inflammation, doivent: *lifez*, de
l'inflammation qui doivent.

Page 74, lig. 16, l'on ne prend la petite vérole de ceux qu'ils
l'ont: *lifez*, on ne prend la petite vérole de ceux qui l'ont.

Page 82, ligne 15, plus à l'avenir à fuivre: *lifez*, plus à
l'avenir qu'à fuivre.

Page 92 ligne 7, l'amour naturelle: *lifez*, l'amour naturel.

Page idem, ligne 17, une fois pour tout: *lifez*, une fois pour
toutes.

Page 99, ligne 9, dont nous rapporterons: *lifez*, dont nous
rapportons.

Page 101, ligne dernière; que quelque foit: *lifez*, que
quels que foient.

Page 102, ligne, 3, Antipudride: *lifez*, Antiputride.

Page 131, ligne 12, mais elles fe feroit trompées: *lifez*,
elles fe feroient trompées.

Page 132, ligne 11, la plus grande exactitude, tant dans
le choix: *lifez*, la plus grande exactitude dans le choix.

Page 149, ligne 19, à *Diaméte*: lifez, *Damiéte*.

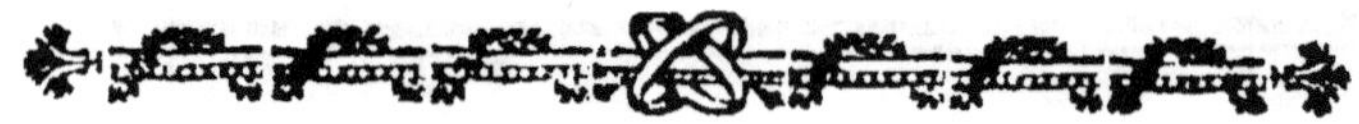

APPROBATION.

J'ai lu, par ordre de Monſeigeur le Garde des Sceaux, un Ouvrage manuſcrit, ayant pour titre : *Formule détaillée, ſur la manière d'adminiſtrer l'Eau Antiputride, à l'uſage de la Marine, par M. de Beaufort*, & je n'y ai rien trouvé qui put en empêcher l'entrée & la diſtribution dans le Royaume. A Paris, ce 8 Avril 1783.

DE GARDANNE.

PRIVILEGE DU ROI.

LOUIS, par la grace de Dieu, Roi de France & de Navarre : A nos amés & féaux Conſeillers les Gens tenans nos Cours de Parlement, Maîtres des Requêtes ordinaires de notre Hôtel, Grand-Conſeil, Prévôt de Paris, Baillifs, Sénéchaux, leurs Lieutenans Civils, & autres nos Juſticiers qu'il appartiendra : SALUT. Notre bien amé le Sieur DE BEAUFORT Nous a fait expoſer qu'il deſireroit faire imprimer & donner au Public un ouvrage de ſa compoſition, intitulé : *Formule détaillée, ſur la manière d'adminiſtrer l'Eau Antiputride de Beaufort, à l'uſage de la Marine*, s'il nous plaiſoit lui accorder nos Lettres de Privilège à ce néceſſaires ; A CES CAUSES, voulant favorablement traiter l'Expoſant, Nous lui avons permis & permettons par ces préſentes de faire imprimer ledit ouvrage autant de fois que bon lui ſemblera, & de le vendre, faire vendre, par tout notre Royaume. Voulons qu'il jouiſſe de l'effet du préſent Privilège, pour lui & ſes hoirs à perpétuité, pourvu qu'il ne le rétrocède à perſonne ; & ſi cependant il jugeoit à propos d'en faire une ceſſion, l'Acte qui la contiendra ſera enregiſtré en la Chambre Syndicale de Paris, à peine de nullité, tant du Privilège que de la cession ; & alors par le fait seul de la cession enregistrée, la durée du présent Privilége sera réduite à celle de la vie de l'Exposant, ou à celle de dix années, à compter de ce jour, si l'Exposant décéde avant l'expiration desdites dix années. Le tout conformément aux articles IV & V de l'Arrêt du Conseil du 30 Août 1777, portant Réglement sur la durée des Priviléges en Librairie. FAISONS défenses à tous Imprimeurs, Libraires & autres personnes, de quelque qualité & condition qu'elles soient, d'en introduire d'impression étrangère dans aucun lieu de notre obéissance ; comme aussi d'imprimer ou faire imprimer, vendre, faire vendre, débiter ni contrefaire ledit ouvrage, sous quelque prétexte que ce puisse être, sans la permission expresse & par écrit dudit Exposant, ou de celui qui le représentera, à peine de saisie & de confiscation des Exemplaires contrefaits, de six mille livres d'amende, qui ne pourra être modérée, pour la première fois, de pareille amende & de déchéance d'état en cas de récidive, & de tous dépens, dommages & intérêts, conformément à l'Arrêt du Conseil du 30 Août 1777, concernant les contrefaçons, à la charge que ces Présentes seront enregistrées tout au long sur le Registre de la Communauté des Libraires & Imprimeurs de Paris, dans trois mois de la date d'icelles ; que l'impression dudit ouvrage sera faite dans notre Royaume & non ailleurs, en beau papier & beaux caractères, conformément aux Réglemens de la Librairie, à peine de déchéance du présent Privilége ; qu'avant de l'exposer en vente, le manuscrit qui aura servi de copie à l'impression dudit Ouvrage sera remis, dans le même état où l'Approbation y aura été donnée, ès mains de notre très-cher & féal Chevalier, Garde des Sceaux de France, le Sieur Hue de Miromenil, Commandeur de nos Ordres, qu'il en sera ensuite remis deux exemplaires dans notre Bibliothèque publique, un dans celle de notre Château du Louvre, un dans celle de notre très-cher & féal Chevalier, Chancelier de France, le sieur de Maupeou, & un dans celle dudit sieur Hue de Miromenil ; le tout à peine de nullité des Présentes : Du contenu desquelles vous mandons & enjoignons de faire jouir ledit Exposant & ses hoirs, pleinement & paisiblement, sans souffrir qu'il leur soit fait aucun trouble ou empêchement. Voulons que la copie des Présentes, qui sera imprimée tout au long au commencement ou à la fin dudit Ouvrage, soit

tenue pour duement signifiée, & qu'aux copies collationnées par l'un
de nos amés & féaux Conseillers-Secrétaires, foi soit ajoutée comme
à l'original. Commandons au premier notre Huissier sur ce requis,
de faire, pour l'exécution d'icelles, tous actes requis & nécessaires,
sans demander autre permission, & nonobstant clameur de Haro,
Charte Normande, & Lettres à ce contraires: CAR tel est notre
plaisir. DONNÉ à Paris le deuxième jour du mois de Juillet, l'an
de grace mil sept cent quatre-vingt-trois, & de notre Regne le
dixieme. Par le Roi, en son Conseil, LE BEGUE.

*Regiſtré ſur le Regiſtre XXI de la Chambre Royale & Syndicale des Li-
braires & Imprimeurs de Paris, N. 2938, fol. 906, conformément aux
diſpoſitions énoncées dans le préſent Privilége & à la charge de remettre à
ladite Chambre les huit Exemplaires preſcrits par l'Article CVIII
du Reglement de 1723. A Paris, le 11 Juillet 1783.*

Signé, VALLEYRE le jeune, Adjoint.

---

*Achevé d'imprimer, pour la première fois, le 26
Juillet 1783.*